Low Carb Kochbuch für Anfänger:

Sättigende und zuckerarme Rezepte für einen unkomplizierten kohlenhydratarmen Lebensstil, lebenslanges Wohlbefinden und bewusstes Abnehmen

Thilo Ullmann

Inhaltsübersicht

Einführung

In einer Welt, die von Modediäten und widersprüchlichen Ernährungsempfehlungen übersättigt ist, findet eine stille Revolution statt - eine, die den Kern unseres täglichen Kampfes um Gesundheit, Gewicht und Wohlbefinden anspricht. Stellen Sie sich Folgendes vor: Sie stehen vor dem Spiegel, die Frustration steht Ihnen ins Gesicht geschrieben, während Sie sich mit der unnachgiebigen Realität der überflüssigen Pfunde konfrontiert sehen, die sich wie ein unwillkommener Begleiter an Sie klammern. Dies ist ein Szenario, mit dem unzählige Menschen täglich konfrontiert sind, die mit der unerbittlichen Herausforderung kämpfen, ein gesundes Gewicht zu erreichen und zu halten.

Wenn Sie jetzt zustimmend mit dem Kopf nicken oder sich genau diesen Moment ausmalen, sind Sie nicht allein. Auch ich habe mich mit dem ständigen Tauziehen zwischen dem Wunsch nach leckeren, sättigenden Mahlzeiten und dem Bedürfnis, diese hartnäckigen Pfunde loszuwerden, auseinandergesetzt. Der Weg zu einem gesünderen, glücklicheren Leben kann voller Fallstricke sein, und deshalb freue ich mich, mit Ihnen eine Lösung zu teilen, die nicht nur mein eigenes Leben verändert hat, sondern auch das Potenzial hat, Ihres zu revolutionieren - das "Low Carb Cookbook".

Bringen wir es auf den Punkt: Wir alle kennen die Schwierigkeiten herkömmlicher Diäten, die entmutigenden Kalorienzahlen und die überwältigenden Schuldgefühle, die mit jedem Bissen verbunden sind. Aber was wäre, wenn ich Ihnen sagen würde, dass Sie jeden Bissen genießen können, ohne Ihre Gesundheits- und Wellness-Ziele zu opfern? Dieses Kochbuch ist nicht nur eine Rezeptsammlung, sondern ein Lebensbuch - ein Leitfaden, der den komplizierten Tanz zwischen Geschmack und Gesundheit versteht.

Auf diesen Seiten finden Sie keinen Einheitsansatz oder ein unerreichbares Versprechen auf schnelle Ergebnisse. Was Sie entdecken werden, ist ein mitfühlender Begleiter auf Ihrer Reise zu einem gesünderen Lebensstil. Dieses Buch spricht direkt den Kern Ihrer Sorgen an, indem es genau die Probleme anspricht, die Sie dazu gebracht haben, nach einer Lösung zu suchen.

Die Vorteile einer kohlenhydratarmen Lebensweise sind vielfältig und gehen weit über eine reine Gewichtsabnahme hinaus. Stellen Sie sich vor, Sie hätten den ganzen Tag lang Energie und würden sich von dem gefürchteten Mittagstief verabschieden. Stellen Sie sich vor, Sie genießen leckere Mahlzeiten, die nicht nur Ihren Gaumen verwöhnen, sondern auch Ihr allgemeines Wohlbefinden fördern. Es geht nicht nur darum, Kohlenhydrate zu reduzieren, sondern auch darum, Ihr Verhältnis zum Essen und damit zu sich selbst neu zu definieren.

Wenn Sie sich in die Seiten dieses Kochbuchs vertiefen, werden Sie auf eine kulinarische Entdeckungsreise gehen. Vom köstlichen Frühstück bis zum sättigenden Abendessen wurde jedes Rezept sorgfältig zusammengestellt, um zu beweisen, dass gesundheitsbewusste Ernährung keine Kompromisse beim Geschmack bedeuten muss. Betrachten Sie dies als Ihren Reisepass in eine Welt, in der Nahrhaftes und Köstliches harmonisch koexistieren.

Vielleicht fragen Sie sich jetzt: "Warum sollte ich den Anleitungen auf diesen Seiten vertrauen?" Nun, die Antwort liegt nicht nur in den Rezepten, sondern auch in dem Wissen, dass die Person, die hinter diesen Worten steht, eine Meile in Ihren Schuhen gelaufen ist. Ich habe die gleichen Kämpfe durchgestanden, die gleichen Frustrationen erlebt und die transformative Kraft einer kohlenhydratarmen Lebensweise entdeckt. Dieses Buch ist kein theoretisches Manifest, sondern ein praktischer, einfühlsamer Leitfaden, der aus persönlicher Erfahrung entstanden ist.

Wenn Sie sich also jemals in einem Kreislauf restriktiver Diäten gefangen gefühlt haben oder sich nach einem nachhaltigen Ansatz für Ihre Gesundheit sehnen, ist dies das richtige Buch für Sie. Lassen Sie uns gemeinsam diese Reise antreten, die alten Gewohnheiten hinter sich lassen und ein neues Kapitel der Vitalität, des Geschmacks und des dauerhaften Wohlbefindens aufschlagen. Willkommen in einer Welt, in der jede Mahlzeit ein Fest der Gesundheit ist - eine Welt, die mit dem Umblättern einer Seite und dem Brutzeln einer Pfanne beginnt.

Einführung in die kohlenhydratarme Ernährung

Ernährungstrends kommen und gehen, aber eine Strategie hat in letzter Zeit aufgrund ihrer möglichen gesundheitlichen Vorteile stark an Zugkraft gewonnen: die kohlenhydratarme Ernährung. Bei diesem Ernährungsplan wird der Schwerpunkt auf Eiweiß und gesunde Fette gelegt, während der Konsum von Kohlenhydraten eingeschränkt wird. In dieser gründlichen Untersuchung werden wir die Grundlagen der kohlenhydratarmen Ernährung untersuchen, ihre zahlreichen Vorteile kennenlernen und die Funktion der Makronährstoffe in diesem Ernährungsparadigma verstehen.

Grundsätze der kohlenhydratarmen Ernährung

Die Verringerung der verzehrten Kohlenhydratmenge ist der grundlegende Bestandteil einer kohlenhydratarmen Ernährung. Der Körper nutzt Kohlenhydrate, die in verschiedenen Formen wie Zucker und Stärke vorkommen können, als Hauptenergiequelle. Wird ihr Verzehr reduziert, gerät der Körper in einen als Ketose bezeichneten Zustand, in dem er beginnt, gespeichertes Fett anstelle von Kohlenhydraten als Brennstoff zu verbrennen. Zahlreiche Stoffwechselveränderungen, die durch diese Umstellung hervorgerufen werden, können zur Gewichtsabnahme und zu einer besseren Gesundheit beitragen.

Bei einer kohlenhydratarmen Ernährung liegt der Schwerpunkt auf ganzen, unverarbeiteten Lebensmitteln. Das bedeutet, dass man verarbeiteten Zucker und Weizen einschränkt und nährstoffreiche Kohlenhydrate wie Gemüse, Nüsse und Samen bevorzugt. Die paläolithische Diät, die Atkins-Diät und die ketogene Diät sind beliebte Varianten der kohlenhydratarmen Ernährung, die jeweils eine eigene Strategie zur Einschränkung von Kohlenhydraten verfolgen.

Vorteile eines kohlenhydratarmen Lebensstils

1. **Gewichtsabnahme:** Die Wirksamkeit einer kohlenhydratarmen Lebensweise bei der Gewichtskontrolle ist einer der bekanntesten Vorteile. Menschen, die Fett verbrennen und ihren Insulinspiegel senken, neigen dazu, sich weniger hungrig zu fühlen, was natürlich zu einer Verringerung der Kalorienzufuhr führt.
2. **Verbesserte Blutzuckerkontrolle:** Ein wirksames Mittel für Menschen mit Diabetes oder Insulinresistenz ist eine kohlenhydratarme Ernährung. Die Begrenzung der Kohlenhydrate kann dazu beitragen, den Blutzuckerspiegel zu

kontrollieren, was den Bedarf an Insulin und die Wahrscheinlichkeit von Problemen verringern kann.

3. **Bessere geistige Klarheit:** Menschen, die sich kohlenhydratarm ernähren, behaupten, sie seien geistig klarer und aufmerksamer. Der konstante Blutzuckerspiegel und die effektive Nutzung von Ketonen durch das Gehirn - eine Folge des Fettstoffwechsels - sind für diese Verbesserung der Wahrnehmung verantwortlich.

4. **Herzgesundheit:** Entgegen der landläufigen Meinung können kohlenhydratarme Diäten die kardiovaskuläre Gesundheit verbessern. Sie führen häufig zu besseren Blutfettprofilen, die höhere HDL-Cholesterinwerte und niedrigere Triglyzeridwerte umfassen.

5. **Erhöhter Energiegehalt:** Da sich der Körper darauf einstellt, Fett als Brennstoff zu verwenden, berichten viele Menschen, die eine kohlenhydratarme Ernährung einhalten, dass sie sich den ganzen Tag über energiegeladen fühlen. Dies steht im Gegensatz zu den Energieausbrüchen und -einbrüchen, die mit kohlenhydratreichen Mahlzeiten verbunden sind.

Überblick über die Makronährstoffe

Die grundlegenden Elemente unserer Ernährung, die uns mit Energie versorgen, werden als Makronährstoffe bezeichnet, und sie zu verstehen ist wichtig, um die Funktionsweise einer kohlenhydratarmen Ernährung zu verstehen. Proteine, Fette und Kohlenhydrate sind die drei Hauptarten von Makronährstoffen.

1. **Kohlenhydrate:** Diese Kohlenhydrate, die von einfachen Zuckern in Früchten bis zu komplexen Kohlenhydraten in Vollkornprodukten reichen, sind die Hauptenergiequelle des Körpers. Das Ziel einer kohlenhydratarmen Ernährung ist es, die Kohlenhydrate aus nicht stärkehaltigem Gemüse, Nüssen, Samen und manchmal bescheidenen Mengen an Obst zu beziehen.

2. **Proteine:** Proteine sind ein wichtiger Bestandteil jeder Ernährung, da sie für die Funktion des Immunsystems, die Regeneration der Muskeln und die allgemeine zelluläre Gesundheit notwendig sind. Bei einer kohlenhydratarmen Strategie wird dem Proteinkonsum Vorrang eingeräumt, um das Sättigungsgefühl zu unterstützen und die Muskelmasse zu erhalten.

3. **Fette:** Ein wesentlicher Bestandteil einer kohlenhydratarmen Ernährung sind gesunde Fette. Essenzielle Fettsäuren können aus Lebensmitteln wie Avocados, Mandeln, Olivenöl und fetthaltigen Meeresfrüchten gewonnen werden, die zu einem besseren Sättigungsgefühl beitragen können. Entgegen weit verbreiteten

Missverständnissen ist Nahrungsfett ein notwendiger Bestandteil einer kohlenhydratarmen, ausgewogenen Ernährung.

Zusammenfassend lässt sich sagen, dass ein kohlenhydratarmer Lebensstil eine bewusste Umstellung der Essgewohnheiten erfordert, die den Schwerpunkt auf Vollwertkost und eine makronährstoffreiche Ernährung legt. Zu den Vorteilen gehören nicht nur die Gewichtsabnahme, sondern auch ein gesünderer Stoffwechsel, eine höhere geistige Leistungsfähigkeit und eine längere Vitalität. Am besten sprechen Sie mit einem Gesundheitsdienstleister oder einem zertifizierten Ernährungsberater, bevor Sie eine größere Ernährungsumstellung vornehmen, um eine persönliche Beratung und einen sicheren Übergang zu dieser revolutionären Ernährungsweise zu gewährleisten.

Frühstücks-Rezepte

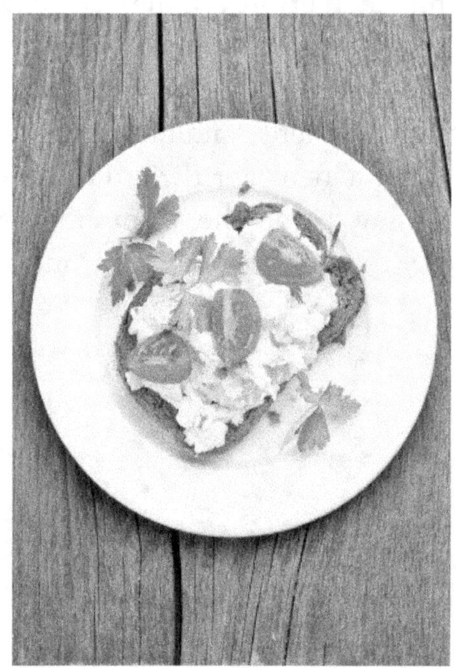

- Ergibt: 1 Portion

Zutaten:

- 7 g Butter
- 35 g gekochter und gewürfelter Schinken
- 35 g grüne Paprikaschoten in gehackter Form
- 2 große Eier, verquirlt
- Salz (nach Geschmack)
- Der Pfeffer (nach Geschmack)

Anweisungen:

1. Um das gewünschte Ergebnis zu erzielen, empfiehlt es sich, die Butter in einer Pfanne bei mittlerer Hitze zu schmelzen. Schinken, grüne Paprika und Zwiebel

werden zusammen in einer Pfanne gebraten, bis die Zwiebel glasig wird. Für die Zubereitung dieses Rezepts werden alle drei Zutaten miteinander vermischt.

2. Nachdem die Eier verrührt wurden, fügen Sie sie der Mischung hinzu und verquirlen sie, bis alles eingearbeitet ist. Nach dem Würzen mit Salz und Pfeffer sofort servieren.

2. Lebkuchenwaffeln

- Ergibt: 3 Portionen

Zutaten:

- 250 g gemahlene Mandeln
- 250 g Molkenproteinpulver mit Vanillegeschmack
- Salz: 1/4 Teelöffel
- Splenda: 45g
- 6 g Backpulver
- 5 g gemahlener Ingwer
- 60 g Schlagsahne
- 60ml Wasser
- 25 ml geschmolzene Butter (etwa 2 Esslöffel)
- 1 großes Ei

Anweisungen:

1. Das Vorheizen des Waffeleisens ist ein wichtiger Schritt im Herstellungsprozess.
2. Sammeln Sie alle trockenen Zutaten in einer separaten Schüssel und mischen Sie sie zusammen. Zuerst die Sahne und das Wasser in einem Glasmessbecher verrühren, dann das Ei und das Wasser darüber geben. Nachdem die Butter hinzugefügt wurde, sollten Sie den Teig vor dem Servieren noch einmal kräftig durchschwenken. Die effektivste Methode, um alles in die Mischung einzuarbeiten, nachdem man sie zu den trockenen Zutaten gegeben hat, ist das Rühren.
3. Um Waffeln zuzubereiten, sollten Sie einen Teil des Teigs verwenden und dann die Waffeln gemäß der Anleitung backen, die dem Waffeleisen beiliegt. Wenn Sie mit dem Essen fertig sind, können Sie es mit etwas Schlagsahne abrunden.
4.

- Ergibt: 2 bis 3 Portionen

Zutaten:

- 115 g gemahlene Leinsamen
- 115 g gemahlene Mandeln
- 60 g Haferkleie
- 250 g Weizenkleie
- 60 g Molkenproteinpulver Vanille
- 5g Zimt

Anweisungen:

1. Alle Zutaten in eine Schüssel geben. Verwenden Sie zur Aufbewahrung ein luftdichtes Gefäß.
2. Für eine Portion gibt man eine halbe Tasse der Mischung in eine Schüssel und fügt dann 150 g kochendes Wasser hinzu. Mit einer Spur Salz vermischen und umrühren. Lassen Sie die Mischung mindestens zwei bis drei Minuten ziehen, bevor Sie sie essen.

4. Omelett mit Avocado und Schinken

- Ergibt: 2 Portionen

Zutaten:

- 15 g saure Sahne
- 4 große Eier
- 125 g Schinkenhackfleisch
- 60 g gewürfelte Tomate
- 1 in Scheiben geschnittene, geschälte und entkernte Avocado
- Paprika und Salz (nach Geschmack)

Anweisungen:

1. Vor dem Servieren wird der sauren Sahne etwas Salz und Paprika zugefügt. Die Eier werden mit Gabeln aufgeschlagen.
2. Nach dem Einölen sollte eine Pfanne, die nicht am Essen kleben bleibt, bei mittlerer Hitze erhitzt werden. Sie können feststellen, ob die Pfanne bereit ist, indem Sie einen Tropfen Wasser hinzufügen und beobachten, ob sie ein brutzelndes Geräusch von sich gibt oder nicht. Nachdem Sie die Eier in die Pfanne gegossen haben, müssen Sie sie umdrehen, damit die Eier den Boden gleichmäßig bedecken.
3. Die flüssige Mitte des Eies sollte gekocht werden, indem man es anhebt und dreht, nachdem die Seiten des Eies Zeit hatten, fest zu werden. Drehen Sie die Temperatur so weit wie möglich herunter.
4. Achten Sie darauf, dass die Tomate und der Schinken nicht fehlen. Die Pfanne abdecken und die Hitze auf eine niedrigere Stufe stellen. Eine Minute lang kochen, sobald der Belag fest geworden ist. Nachdem die in Scheiben geschnittene Avocado auf das Omelett gegeben wurde, sollte das Omelett zusammengeklappt werden. Unmittelbar vor dem Servieren die Oberseite mit saurer Sahne beträufeln.

- Ergibt: etwa 22 Scheiben

Zutaten:

- Wasser, 500 ml und drei Esslöffel
- 30 g und eine Tasse Reiskleie
- 280 g Leinsamenmehl
- 500 g glutenhaltiger Weizen
- 280 g Molkenproteinpulver mit Vanillegeschmack
- 14 g Melasse aus schwarzen Trauben
- 10 g Salz
- 20 g Öl (etwa 2 Esslöffel)
- 20 g Hefe

Anweisungen:

1. Nachdem Sie alle Zutaten in die Brotmaschine gegeben haben, ist es wichtig, dass Sie die Anweisungen des Herstellers befolgen.
2. Nehmen Sie den Laib aus dem Ofen und lassen Sie ihn abkühlen.

6. Buttermilch-Pfannkuchen

- Ergibt: 7 bis 8 Pfannkuchen

Zutaten:

- 60 g Mandelmehl
- 60 g Vanille-Molkenprotein in Pulverform
- 60 g Gluten
- 14g Weizenkeime
- 7,5 g Weizenkleie
- 2,5 g Backpulver
- 1 g Backpulver
- 60 ml Buttermilch
- 1 kleines Ei
- 14 g geschmolzene Butter

Anweisungen:

1. Alle trockenen Zutaten sollten in einer Schüssel gründlich miteinander vermischt werden.
2. Das Ei, die geschmolzene Butter und die Buttermilch in einem Messbecher aus Glas vermischen. Rühren Sie die Mischung um. Nachdem Sie die flüssige Mischung zu den trockenen Bestandteilen gegeben haben, sollten Sie einen Schneebesen verwenden, um die beiden Zutaten gründlich zu vermischen.
3. Erwärmen Sie eine Grillplatte oder eine Pfanne, die nicht am Essen klebt, bei mittlerer Hitze. Zwei Esslöffel Teig werden auf die Pfanne gegossen, um einen Pfannkuchen zu formen. Sobald die erste Seite zu blubbern beginnt, wenden Sie sie, damit die zweite Seite gegart werden kann. Die Mischung im Backofen vollständig durchgaren.
4. Dieses Gericht passt gut zu Butter, zuckerfreiem Sirup und zuckerarmen Konfitüren.

7. Weißbrot

- Ergibt: 20 Scheiben

Zutaten:

- 280 g Haferkleie
- 21 g Flohsamenschalen
- 250 g vitales Weizengluten
- 115 g Molkenproteinpulver mit Vanillegeschmack
- 295 g Reisproteinpulver
- 10 g Salz
- 30ml Öl (ungefähr 0,89 Unzen)
- 30ml Splenda (etwa 0,89 Unzen)
- 20 g Hefe
- 500ml Wasser

Anweisungen:

1. Wenn Sie einen Brotbackautomaten verwenden, geben Sie alle Zutaten in den Automaten und führen Sie dann das Rezept gemäß den Empfehlungen des Herstellers aus.

2. Nehmen Sie das Brot aus dem Ofen und lassen Sie es an einem kalten Ort
   abkühlen.

8. Pfirsich-Sauerrahm-Muffins

- Ergibt: 6 große Muffins

Zutaten:

- 15 g gemischtes Stevia und FOS
- 115 ml Dickmilch
- 60 ml geschmolzene Butter
- 15 g Sahne
- 2 große Eier
- 5 g Orangenschalen
- 250 g gefrorene Pfirsiche, gewürfelt und leicht aufgetaut
- 250 g Sojamehl
- 30 ml und eine Tasse Vanilleproteinpulver
- 2,5 g Backpulver
- je 1,5 g Salz und Backpulver
-

Anweisungen:

1. Stellen Sie die Temperatur des Ofens auf 350 Grad Fahrenheit (180 o C) ein.
2. Die trockenen Komponenten sollten in einer begrenzten Schüssel miteinander
   vermischt werden, um sie zu mischen.
3. In einer Schüssel die Orangenschale, die Butter, die Sahne und den Schmand
   verrühren, in der anderen das Ei.
4. Nach der Zugabe der Pfirsiche sollten die trockenen Zutaten mit den Pfirsichen
   vermischt werden. Um sicherzustellen, dass alles gleichmäßig verteilt ist,
   umrühren.
5. Eine Muffinform mit Teig auskleiden und mit Papierförmchen füllen, die den Teig
   enthalten. Zwanzig bis fünfundzwanzig Minuten backen.

- Ergibt: 3 Portionen

Zutaten:

- 2,5 g Vanilleextrakt
- 3 Scheiben des von Ihnen bevorzugten kohlenhydratarmen Brotes
- Butter (nach Geschmack)
- 2 Eier
- 60 g Schlagsahne
- 60ml Wasser
-

Anweisungen:

1. Verquirlen Sie die Eier, nachdem Sie die Sahne, das Wasser und den Vanilleextrakt bereits in die Mischung eingearbeitet haben. Geben Sie diese Mischung in eine kleinere Schüssel.
2. Jedes Stück Brot sollte fünf Minuten lang in der Marinade liegen und in dieser Zeit einmal gewendet werden.
3. Wenn Sie eine große, schwere Pfanne verwenden, sollte die Menge der geschmolzenen Butter ausreichen, um den Boden zu bedecken. Um sicherzustellen, dass beide Seiten jeder Brotscheibe goldbraun sind, kochen Sie sie.
4. Splenda, zuckerfreier Sirup und eine Prise Zimt sollten zum Gericht gereicht werden.

10. Rindfleisch und Brokkoli

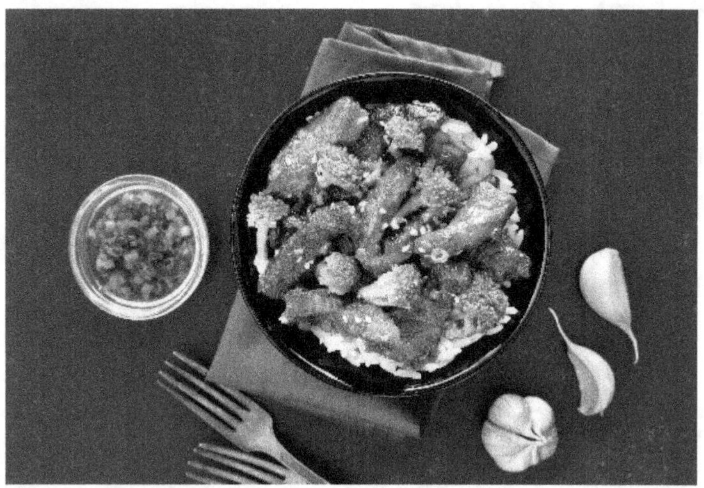

- Für 4 Personen
- Molkereifrei - nussfrei - 30 Minuten oder weniger

Inhaltsstoffe

- Sesamöl, geröstet, 30 ml
- Drei Teelöffel Rapsöl
- Ein Pfund Lendenbraten ohne Knochen, in hauchdünne Scheiben geschnitten
- Meersalz (nach Geschmack)
- frisch gemahlener schwarzer Pfeffer (nach Geschmack)
- 14 g Ingwerpulver
- Gehackter Knoblauch 10g
- Zerstoßener roter Pfeffer (nach Geschmack)
- 1 Brokkolikopf, in Röschen und Stiele zerlegt und gewürfelt
- 60 g natriumarme Sojasauce
- 14 g trockener Sherry

Wegbeschreibung

1. Um das Raps- und Sesamöl auf eine hohe Temperatur zu bringen, geben Sie es in einen großen Wok oder eine Pfanne und erhitzen es bei mittlerer bis hoher Hitze. Solange Sie so verfahren, werden die Öle irgendwann anfangen zu brennen.

2. Die Fleischschicht sollte mit reichlich Salz und Pfeffer bestreut werden.

3. Garen Sie das Lendenstück in einer Pfanne etwa fünf Minuten lang, oder bis es in der Mitte leicht undurchsichtig ist. Unmittelbar danach darf das Gericht nur noch eine Minute kochen, bevor es als duftend gilt. Außerdem enthält das Rezept Ingwer-, Knoblauch- und rote Paprikaflocken. Bei Bedarf kann das Steak mit einem Schaumlöffel in eine andere Schüssel umgelagert werden.

4. So lange, nämlich fünf Minuten, dauert es, den Brokkoli unter Rühren zu braten, bis er knusprig-zart ist und eine leuchtend grüne Farbe annimmt.

5. Das Steak und die Flüssigkeit, die sich in der Pfanne angesammelt hat, durch Umrühren in den Sherry und die Sojasauce einrühren. Wenn das Steak und der Brokkoli zwei Minuten lang geköchelt haben, beginnt die Flüssigkeit zu reduzieren und das Fleisch und der Brokkoli werden von der Sauce umhüllt.

Pro Portion Kcal: 472; Fett: 29g; Protein: 41g; Kohlenhydrate: 12g; Ballaststoffe: 5g.

11. Wesentliches New York Strip Steak

- Für 4 Personen
- Nussfrei - 30 Minuten oder weniger

Inhaltsstoffe

- Ein Esslöffel Kokosnussöl
- Vier sechs Unzen New York Strip Steaks, jeweils mit Salz (nach Geschmack)
- Frisch gemahlener schwarzer Pfeffer (nach Geschmack)
- 1/4 Tasse Butter
- 1 Esslöffel gehackte Schalotten
- 1 Esslöffel gehackter Rosmarin

Wegbeschreibung

1. Den Ofen auf 350 Grad vorheizen. Eine große Bratpfanne auf mittlere bis hohe Hitze vorheizen. Kokosnussöl ist darin enthalten.

2. Tupfen Sie die Steaks mit Papiertüchern trocken und würzen Sie sie großzügig mit Salz und Pfeffer. Bevor die Pfanne in den Ofen geschoben wird, sollten die Steaks etwa fünf Minuten lang gebraten, dann gewendet und weitere zwei Minuten lang gebraten werden. Für medium-rare oder medium garen Sie das Gericht weitere drei bis fünf Minuten im Ofen.

3. Während das Steak gart, stellen Sie aus Butter, Schalotten und Rosmarin eine einfache Buttermischung her.
4. Geben Sie kurz vor dem Servieren einen Klecks der zusammengesetzten Butter auf jedes Steak.

Pro Portion Kcal: 473; Fett: 36g; Protein: 38g; Kohlenhydrate: 1g; Ballaststoffe: 0g;

- Für 8 Personen

Inhaltsstoffe

- 1/4 Tasse gewürfelte Tomaten, frisch oder aus der Dose
- 1/4 Tasse Mandelmehl
- 1 Esslöffel Tomatenmark
- 1 großes Ei, verquirlt
- Ein Esslöffel Rapsöl
- 4 Unzen fein gehackte Zwiebel
- ein Teelöffel fein gehackter Knoblauch
- Ein Teelöffel fein gehackter Rosmarin
- 1/4 Tasse grob gehackte Petersilie
- Ein Teelöffel Meersalz
- Ein Teelöffel fein gemahlener schwarzer Pfeffer
- 2,2 Pfund Rinderhackfleisch
- 2,3 Pfund Schweinehackfleisch
- 4 Scheiben roher Speck

Wegbeschreibung

1. im Backofen backen, bis die Temperatur 350 Grad erreicht.
2. Das Rapsöl in einer Pfanne bei mittlerer Hitze vorheizen. Acht bis zehn Minuten kochen, bis die Zutaten die richtige Konsistenz haben. Die Tomaten in die Schüssel geben und gründlich vermischen. Sobald die Hitze ausgeschaltet ist, die Pfanne abstellen.
3. Für den Teig Mandelmehl, Tomatenmark, Ei und Ihre Lieblingsgewürze in einer großen Schüssel verrühren.
4. Das Schweine- und Rindfleisch mit den gebratenen Zwiebeln vermischen. Wenn Sie die Teile mit den Händen vermischen, achten Sie darauf, dass Sie die Substanzen nicht zu sehr vermischen.
5. Die Rindfleischmischung in eine Laibform geben und mit den Speckscheiben belegen. Den Hackbraten eine Stunde lang backen, ohne ihn zu überbacken, oder bis die Innentemperatur 160 Grad Celsius erreicht hat.
6. Um das Brot zum Servieren vorzubereiten, schneiden Sie es in acht gleich große Stücke.

Pro Portion Kcal: 437; Fett: 34g; Eiweiß: 28g; Kohlenhydrate: 5g;

13. Beladene Burger

- Für 4 Personen
- Molkereifrei - nussfrei - 30 Minuten oder weniger

Inhaltsstoffe

- Ein Pfund Rinderhackfleisch
- Salz (nach Geschmack)
- frisch gemahlener schwarzer Pfeffer (nach Geschmack)
- Ein Kopf Butter- oder Eisbergsalat
- 1 Esslöffel Rapsöl
- Eine halbe gelbe Zwiebel, in dünne Scheiben geschnitten
- Eine Prise Salz
- 1/4 Tasse Vollfettmayonnaise
- 1 Esslöffel Ketchup
- 1 Teelöffel Adobosauce aus Chipotles-Konserven
- 4 dicke Scheiben einer Beefsteak-Tomate, in einen Zentimeter dicke Scheiben geschnitten

Wegbeschreibung

1. Meersalz
2. frisch gemahlener schwarzer Pfeffer.
3. 1 Kopf Butter- oder Eisbergsalat
4. Eine Beefsteak-Tomate, in vier gleich dicke Scheiben geschnitten.
5. Schneiden Sie den Salatkopf in acht große Blätter. Auf jedes Blatt eine Tomatenscheibe, ein Burger-Patty, karamellisierte Zwiebeln und einen Klecks Chipotle-Mayonnaise geben. Legen Sie das letzte Salatblatt darauf.

Pro Portion Kcal: 425; Fett: 35g; Eiweiß: 21g; Kohlenhydrate: 7g

- Für 4 Personen

Inhaltsstoffe

- 1,25 Pfund Rinderlende
- Meersalz (nach Geschmack)
- Frisch gemahlener schwarzer Pfeffer (nach Geschmack)
- 2 Rosmarinzweige, sowohl frisch als auch getrocknet
- 1 Esslöffel Kokosnussöl

Wegbeschreibung

1. Erhöhen Sie die Temperatur des Ofens auf 350 Grad Fahrenheit.
2. In etwa zwei Minuten steigt die Temperatur in einer großen ofenfesten Pfanne aus Gusseisen oder einem anderen Material, das gegen die Hitze im Ofen resistent ist, über die mittlere Stufe.
3. Während die Pfanne aufheizt, das Fleisch von allen Seiten großzügig mit Salz und Pfeffer würzen und dann beiseite legen, bis die Pfanne ganz heiß ist. Binden Sie das Steak mit Küchengarn zusammen, nachdem Sie es mit den Rosmarinzweigen umwickelt haben.
4. Nach dem Aufgießen des Öls die Pfanne schwenken, um sicherzustellen, dass die gesamte Oberfläche bedeckt ist. Das Filet etwa 10 Minuten lang anbraten, bis es von allen Seiten gebräunt ist.
5. Nachdem Sie die Pfanne in den Ofen geschoben haben, braten Sie das Rindfleisch weitere 20 bis 25 Minuten, oder bis die Innentemperatur des Fleisches 145 Grad Fahrenheit für medium-rare erreicht. Garen Sie das Gericht weitere drei bis fünf Minuten, um eine halb durchgebratene Konsistenz zu erreichen. Garen Sie das Steak weitere 8 bis 10 Minuten, bis es gut durchgebraten ist. Nach dem Herausnehmen aus dem Ofen zehn Minuten abkühlen lassen, bevor man es in Scheiben schneidet und serviert.

Pro Portion Kcal: 382; Fett: 30g; Eiweiß: 28g; Kohlenhydrate: 0g.

- Für 4 Personen

Inhaltsstoffe

- 1 Esslöffel Olivenöl (kaltgepresst)
- 2,65 Pfund Schweineschulter (ohne Knochen)
- Zwei Teelöffel getrockneter Oregano
- Ein Teelöffel gemahlener Kreuzkümmel
- Eine Prise gemahlene Nelken (etwa 1/8 Teelöffel)
- Orangensaft und Schale von einer Orange
- Meersalz (nach Geschmack)
- frisch gemahlener schwarzer Pfeffer (nach Geschmack)
- 1 rote Zwiebel, der Länge nach halbiert und in Scheiben geschnitten
- 4 Knoblauchzehen, grob zerkleinert
- 1 Zimtstange

Wegbeschreibung

1. Das Olivenöl sollte gleichmäßig im Inneren des Kochers verteilt sein.
2. Das Schweinefleisch mit Salz, Pfeffer, Oregano, Kreuzkümmel, Nelken, Orangenschale und den oben genannten Gewürzen würzen. Schalten Sie den langsamen Kocher auf niedrige Stufe und geben Sie das Fleisch hinein. Legen Sie die Zwiebelstücke, den Knoblauch und die Zimtstange kreisförmig um das Schweinefleisch. Den Orangensaft darüber träufeln.
3. Je nachdem, wie zart Sie Ihr Rindfleisch wünschen, sollten Sie es acht bis 10 Stunden lang langsam garen. Verwenden Sie zwei verschiedene Gabeln, um das Fleisch vor dem Servieren zu zerkleinern.

Pro Portion Kcal: 599; Fett: 44g; Eiweiß: 41g; Kohlenhydrate: 7g;

Eintopf-Rezepte

16. Schwedische Erbsen-Schinken-Suppe

- Portionen: 8

Inhaltsstoffe

- Drei Tassen gespülte und abgetropfte gelbe Spalterbsen
- Vier Tassen Wasser
- 4 Tassen Hühnerbrühe mit reduziertem Natriumgehalt
- 4,5 Unzen gehackte Karotten
- zwei Tassen gehackte Zwiebeln
- 1 Esslöffel frischer Ingwer, gehackt
- 8 Unzen Schinken, in Scheiben geschnitten
- 1 Esslöffel getrockneter Majoran
- 1/2 Teelöffel Pfeffer

Richtung

1. Getrocknete Spalterbsen, Wasser, Brühe, Karotten, Zwiebeln, Sellerie, Ingwer, Schinken und Majoran in den langsamen Kocher geben und umrühren. Auf niedriger Stufe 8 Stunden lang kochen.
2. Wenn Sie alles zusammenrühren, verbinden sich alle Bestandteile. Setzen Sie den Deckel wieder auf und versuchen Sie es erneut.
3. Bereiten Sie die Speisen vor, indem Sie sie 4 bis 5 Stunden lang auf höchster Stufe kochen.
4. Kurz vor dem Servieren mit Pfeffer bestreuen. Genießen!

Pro Portion: Kcal: 338 | Fett: 3 g | Eiweiß: 27 g | Kohlenhydrate: 53 g

17. Fischereintopf

- Portionen: 6

Inhaltsstoffe

- 1 Esslöffel Olivenöl (0,89 Unzen)

- 2 Knoblauchzehen, fein gehackt
- 4,5 Unzen Babymöhren, in 1/4 Zoll dicke Scheiben geschnitten
- 6 große Roma-Tomaten, in Scheiben geschnitten und geviertelt
- 1 grob gehackte grüne Paprika
- 1/2 Milligramm gemahlene Fenchelsamen
- Wasser, insgesamt 4,5 Unzen
- 1 Behälter (8 oz.) Saft von Venusmuscheln
- 1 Pfund Kabeljau, in Würfel von je 1 Zoll geschnitten.
- ein halbes Pfund mittelgroße Garnelen, roh, geschält und entdarmt, aber nicht gekocht
- 1 Teelöffel Zucker
- 1 Kubikmillimeter getrocknete Basilikumblätter
- ein halber Teelöffel Salz
- Eine Prise rote Pfeffersauce
- 1 Esslöffel frische Petersilie, gehackt (0,89 Unzen)

Richtung

1. Bevor die Zutaten hinzugefügt werden, sollten Olivenöl, Knoblauch, Karotten, Tomaten, grüner Pfeffer, Fenchelsamen und Muschelsaft in einem langsamen Kocher vermischt werden. Danach können die restlichen Zutaten hinzugefügt werden. Mischen Sie alles sorgfältig, aber gründlich durch.
2. Auf LOW insgesamt 8 bis 9 Stunden bei geschlossenem Deckel zubereiten. Es ist unbedingt erforderlich, dass das Gemüse eine weiche Konsistenz hat.
3. Zwanzig Minuten vor dem Servieren die Pfeffersauce zusammen mit dem Kabeljau, den Garnelen, dem Zucker, dem Basilikum, dem Salz und dem Pfeffer hinzufügen. Umrühren, um sie zu kombinieren.
4. Während der nächsten 15-20 Minuten den Deckel auf dem Topf lassen und eine HOHE Temperatur beibehalten. Wenn sich der Fisch in leicht erkennbare Flocken auflöst und die Garnelen eine rosa Färbung annehmen, ist das Gericht servierbereit. Wenn die Suppe die richtige Temperatur erreicht hat, ist sie ebenfalls servierfertig. Servieren Sie, aber vergessen Sie dabei nicht, sich zu amüsieren!

Pro Portion: Kcal: 180 | Fett: 6 g | Eiweiß: 22 g | Kohlenhydrate: 5 g

- Portionen: 6

Inhaltsstoffe

- 8 bis 10 Speckstreifen, in Scheiben geschnitten
- 2 Stangen Staudensellerie, in kleine Stücke geschnitten 1 mittelgroße Zwiebel, in kleine Stücke geschnitten 1 grüne Paprika, in kleine Stücke geschnitten 2 Knoblauchzehen, gehackt
- 2 Tassen Hühnerbrühe
- 1 Dose gehackte Tomaten (14 Unzen), nicht abgetropft
- 1 Esslöffel Worcestershire-Sauce (etwa 0,89 Unzen)
- 2 Teelöffel Salz
- 1 Teelöffel getrocknete Thymianblätter (ca. 5 g)
- 1 Pfund große rohe Garnelen, geschält und entdarmt
- 1 Pfund Krabbenfleisch, frisch oder gefroren
- 1 Karton gefrorene Okra (10 Unzen), aufgetaut und in Stücke von einem halben Zoll geschnitten

Richtung

1. Der Speck sollte in einer Pfanne bei mittlerer Hitze gebraten werden, bis er eine goldbraune Farbe annimmt. Nachdem er die gewünschte Knusprigkeit erreicht hat, muss er zunächst abgetropft werden, bevor er in den Slow Cooker gegeben wird.
2. Das Bratfett muss unbedingt abtropfen, aber es sollte nur ein kleiner Rest in der Pfanne zurückbleiben, damit es bestrichen werden kann.
3. Knoblauch, grüne Paprika, Zwiebel und Sellerie sollten gleichzeitig angebraten werden, bis das Gemüse weich ist. Dies ist die effektivste Methode für die Zubereitung des Gemüses.
4. Wenn die Zeit des Gemüses in der Sauteuse abgelaufen ist, sollten Sie es in den langsamen Kocher geben, um den Garprozess zu beenden.
5. Jetzt müssen Sie die Hühnerbrühe, die gehackten Tomaten, die Worcestershire-Sauce, das koschere Salz und den getrockneten Thymian hinzufügen.
6. Die Garzeit beträgt insgesamt vier Stunden bei geschlossenem Deckel auf der Stufe LOW; alternativ können Sie auch die Stufe HIGH verwenden, um nur zwei Stunden zu garen.

7. In einer Pfanne die Okra, die Garnelen und das Krabbenfleisch unter Rühren vermischen. Das Essen sollte bei geschlossenem Deckel eine weitere Stunde gekocht werden, wenn die Temperatur auf NIEDRIG eingestellt ist, und eine weitere halbe Stunde, wenn die Temperatur auf HOCH eingestellt ist. Vergessen Sie nicht, auf sich selbst aufzupassen und Spaß bei der Arbeit zu haben!

Pro Portion: Kcal: 273 | Fett: 8 g | Eiweiß: 4 g | Kohlenhydrate: 11 g

19. Chili mit schwarzen Bohnen und Pilzen

- Portionen: 10

Inhaltsstoffe

- 4 Esslöffel schwarze Bohnen, abgespült und abgetropft (ca. 60 ml)
- ein einziger Esslöffel Olivenöl (etwa 0,89 Unzen)
- 1 Esslöffel Chilipulver
- 4 Esslöffel Senfkörner (ca. 60 ml)
- 1/2 Teelöffel gemahlener Kardamom
- 1 und ein halber Teelöffel gemahlener Kreuzkümmel
- 1/4 Tasse Wasser (ca. 60 ml)
- 1 Pfund Champignons, in Scheiben geschnitten
- 2 Zwiebeln, gewürfelt
- 5 Tassen Gemüsebrühe
- 1 Esslöffel Chipotle-Pfeffer in Adobo-Sauce, gehackt
- 6 Unzen Tomatenmark
- 4,5 Unzen Cheddar-Käse, gerieben
- 1/4 Becher saure Sahne (ca. 60 ml)
- 1/2 Tasse frischer Koriander, gehackt

Richtung

1. Die schwarzen Bohnen 24 Stunden lang einweichen.
2. Am nächsten Tag spülen Sie den Inhalt ab und lassen ihn abtropfen.
3. Das Chilipulver, den Senf, den Kardamom und den Kreuzkümmel zusammen mit dem Öl in einen niederländischen Ofen geben.
4. Dreißig Sekunden lang bei starker Hitze kochen.
5. Geben Sie etwas Wasser, Champignons und Zwiebeln in die Mischung.

6. Weitere 7 Minuten bei geschlossenem Deckel kochen.
7. Tomatenmark, Chipotle-Paprika und Brühe in den Topf geben.
8. Weitere 15 Minuten kochen lassen.
9. Für die Zubereitung die Bohnen in einen langsamen Kocher geben.
10. Die Gemüsemischung auf Temperatur bringen.
11. 8 Stunden lang auf höchster Stufe zubereiten.
12. Vor dem Servieren jede Portion mit Käse, Koriander und saurer Sahne garnieren. Genießen!

Pro Portion: Kcal: 299 Fett: 10 g Eiweiß: 18 g Kohlenhydrate: 38 g

20. Krabben-Mais-Suppe

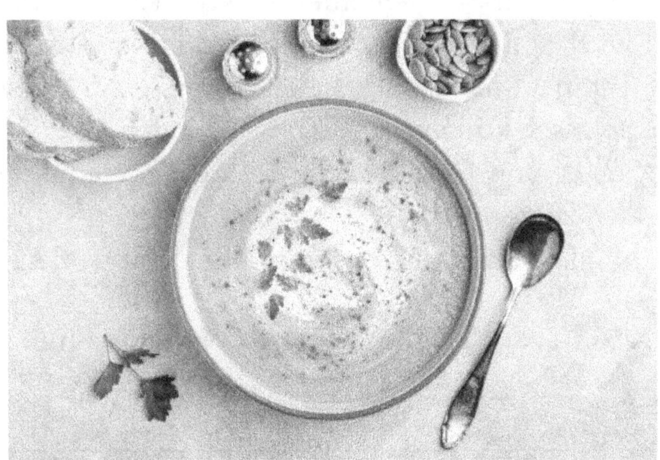

- Portionen: 6

Zutaten und Menge

- ein einziger Teelöffel Salz
- 1/2 Teelöffel Cayennepfeffer
- 1 Dose klumpiges Krabbenfleisch, 6 Unzen abgetropft
- 1/2 Tasse schwere Sahne oder Kokosnusscreme (4,5 Unzen)
- 1 Avocado, gewürfelt, zum Garnieren
- Hühnerbrühe (1 Quart)
- 1 Esslöffel Butter, oder 1 Esslöffel Kokosnussbutter
- 1 mittelgroße Zwiebel, fein gewürfelt
- vier Tassen Maiskörner, entweder frisch oder gefroren
- 2 geschälte und in Scheiben geschnittene Knoblauchzehen

Richtung

1. Krabbenfleisch, Hühnerbrühe, Butter, Zwiebel, Maiskörner, Knoblauch, Salz und Cayennepfeffer sollten vor dem Servieren in einem langsamen Kocher vermischt werden. Geben Sie die Zutaten in der Reihenfolge in die Schüssel, in der sie aufgelistet sind.
2. Je nachdem, wie lange Sie es köcheln lassen möchten, setzen Sie den Deckel auf den Langsamkocher und kochen es entweder vier Stunden lang auf HOCH oder acht Stunden lang auf NIEDRIG.
3. Sie können eine seidenweiche Textur in der Kombination erreichen, indem Sie sie mit einem Stabmixer mixen; dennoch wird die Mischung eine deutliche Konsistenz aufweisen. (Stattdessen kann auch ein normaler Mixer verwendet werden, wenn das für Sie bequemer ist. Wenn Sie vermeiden wollen, dass etwas verschüttet wird, sollten Sie die Komponenten in sehr kleinen Mengen pürieren. Wegen der Temperatur der Flüssigkeit ist äußerste Vorsicht geboten! (Bevor Sie den Dampf ablassen können, müssen Sie erst den Deckeleinsatz herausnehmen).
4. Nach der Zugabe von Halbfett oder Kokosnusscreme die Mischung verquirlen, um die Zutaten zu vermischen.
5. Es wird empfohlen, Avocado als Topping zu verwenden. Genießen!

Pro Portion: Kcal: 250 | Fett: 14 g | Eiweiß: 5 g | Kohlenhydrate: 25 g

21. Butternusskürbis-Suppe mit Pastinaken

- Portionen: 8

Inhaltsstoffe

- 2 Tassen natrium- und fettfreie, natriumarme Hühnerbrühe
- 3 Schachteln (je 12 oz.) Butternusskürbis, tiefgekühlt gekauft und aufgetaut
- 1 Esslöffel schwere Schlagsahne oder Kokosnusscreme (etwa 0,89 Unzen)
- Paprika1/8 Teelöffel
- 1/8 Teelöffel Kreuzkümmel, zerstoßen
- 1 Esslöffel milde saure Sahne
- 1 große geschnittene süße Zwiebel
- 1 große geschälte und in Scheiben geschnittene Pastinake
- 3 große Pastinaken
- 1 Granny Smith Apfel, geschält und geschnitten, plus ein Viertel Teelöffel Salz

- 1 Teelöffel frisch gemahlener schwarzer Pfeffer (ca. 5 g)
- 12 Tassen Wasser (etwa 3 Liter)

Richtung

1. Bevor Sie die Zutaten in den langsamen Kocher geben, sollten Sie zuerst das Krabbenfleisch, die Hühnerbrühe, die Butter, die Zwiebel, den Mais, den Knoblauch, das Salz und den Cayennepfeffer im langsamen Kocher vermischen.
2. 4 Stunden auf HIGH oder 8 Stunden auf LOW zubereiten, je nachdem, wie lange Sie es bei geschlossenem Deckel garen möchten.
3. Mit einem Stabmixer mixen, um eine seidige Textur und eine dicke Konsistenz zu erhalten. (Sie können auch einen normalen Mixer verwenden, wenn Sie möchten. Um ein versehentliches Verschütten zu vermeiden, bereiten Sie das Püree nur in kleinen Mengen zu. Da die Flüssigkeit erhitzt wird, ist Vorsicht geboten. Nehmen Sie einfach den Deckel ab, damit der Dampf entweichen kann).
4. Nach dem Hinzufügen der Kokosnusscreme die Halbmilch oder die Kokossahne unterrühren.
5. Der Belag besteht aus Avocado. Genießen!

Pro Portion: Kcal: 132 | Fett: 5 g | Eiweiß: 4 g | Kohlenhydrate: 30 g

22. Weiße Bohnensuppe mit Shrimps

- Portionen: 8

Inhaltsstoffe

- Ein Paar dick geschnittene Speckstücke.
- Eine große Zwiebel hacken und beiseite stellen.
- 2 Knoblauchzehen, fein gehackt
- 1 Pfund Grünkohl, gewaschen und grob zerkleinert
- 1 große geschnittene Zwiebel
- 4,5 Gramm trockene Gerste
- 1/4 Tasse getrocknete marine Bohnen (ca. 60 Milliliter)
- 1 Liter Hühnerbrühe (natriumarm)
- 1/2 Tasse Wasser (ca. 4 Unzen)
- 8 Unzen Garnelen, gekocht

Richtung

1. Braten Sie den Speck in einer Pfanne bei mittlerer Hitze an, bis er eine Farbe zwischen hell- und dunkelbraun erreicht hat. Nachdem die Chips fertig gegart sind, müssen sie abgetropft und dann in den Slow Cooker gegeben werden.
2. Das Bratfett herausnehmen und gerade so viel davon zurückbehalten, dass der Boden der Pfanne damit bedeckt ist.
3. Die Zwiebel und der Knoblauch müssen gekocht werden, bis sie ganz weich geworden sind.
4. In einen langsamen Kocher umfüllen, damit der Kochvorgang fortgesetzt werden kann.
5. Bohnen, Grünkohl und Gerste gehören alle in das Zutatenarsenal des langsamen Kochers.
6. Nach dem Hinzufügen der Brühe und des Wassers rühren Sie die Mischung vor dem Servieren gut um.
7. Bei geschlossenem Deckel sechs bis acht Stunden auf der niedrigsten Stufe garen. Kontrollieren Sie in regelmäßigen Abständen, ob noch Wasser nachgefüllt werden muss.
8. Etwa 20 Minuten vor Ende der Garzeit die bereits gekochten Garnelen hinzufügen und umrühren, damit sie gut erhitzt sind. Servieren und nicht vergessen, Spaß dabei zu haben!

Pro Portion: Kcal: 149 | Fett: 3 g | Eiweiß: 16 g | Kohlenhydrate: 15 g

23. Süßkartoffel-Suppe

- Portionen: 4
- Gesamtzeit: 3 Stunden 10 Minuten

Inhaltsstoffe

- 2 Süßkartoffeln, geschält und in mundgerechte Stücke geschnitten
- 1/2 Zwiebel, gewürfelt
- 1 Dose gezuckerte Kondensmilch (normal oder leicht) (14 oz.)
- 4,5 Unzen Brühe aus Gemüse
- 2 Knoblauchzehen, gehackt und beiseite gestellt.
- 5 g zerstoßenes oder getrocknetes Basilikum
- Sowohl Pfeffer als auch Salz (nach Geschmack)

Richtung

1. Nachdem Sie jede einzelne Zutat in den Kochtopf gegeben haben, rühren Sie um.
2. Drei Stunden lang zugedeckt auf höchster Stufe kochen.
3. Pürieren Sie die Suppe mit einem Stabmixer, damit sie ganz glatt wird. Genießen Sie sie in vollen Zügen!

Pro Portion: Kcal: 127 | Fett: 5 g | Eiweiß: 1 g | Kohlenhydrate: 20 g

24. Tomatensuppe mit Basilikum

- Portionen: 6

Inhaltsstoffe

- 3 mittelgroße, geschälte und gewürfelte Möhren.
- zwei Stangen Staudensellerie
- 2 Zwiebeln von mittlerer Größe
- 4 komplette Knoblauchzehen
- 2 Stangen Staudensellerie, gehackt und gewürfelt
- 4 Dosen (je 28 oz.) reife und ganze Tomaten
- 1 Liter Hühnerbrühe mit niedrigem Natriumgehalt
- 1/4 Tasse gehackte frische Basilikumblätter
- Salz und Pfeffer in verschiedenen Mengen, je nach Geschmack

Richtung

1. Karotten, Sellerie, Zwiebeln, Knoblauch, Tomaten, Hühnerbrühe und Basilikum in den langsamen Kocher geben.
2. im Backofen zugedeckt 6-7 Stunden auf der Stufe LOW oder 5 Stunden auf der Stufe HIGH. Das Pürieren der Tomaten sollte unkompliziert und anpassungsfähig sein.
3. Zum Pürieren sollten Sie einen Stabmixer verwenden. Pürieren Sie die Sahne, die Sie bis zu diesem Zeitpunkt verwendet haben.
4. Sie können die Speisen mit Salz und Pfeffer abschmecken.
5. Vor dem Servieren können Sie das Gericht mit zusätzlichen Basilikumblättern und geriebenem Parmesankäse garnieren, wenn Sie möchten. Guten Appetit!

Pro Portion: kcal: 130 | Fett: 1 g | Eiweiß: 4 g | Kohlenhydrate: 28 g

- Portionen: 6
- Gesamtzeit: 7 Stunden 5 Minuten

Inhaltsstoffe

- 2 Pfund Hähnchenschenkel ohne Knochen aus den Schenkeln.
- 4 Karotten, jede in 1 Zoll dicke Scheiben geschnitten
- 4 Stangen Staudensellerie, in Stücke von einem halben Zentimeter Durchmesser geschnitten
- 1 mittelgroße Zwiebel, halbiert und in Viertel geschnitten
- 2 zerdrückte Knoblauchzehen
- ein Paar Lorbeerblätter
- 1 Quart (32 Unzen) Hühnerbrühe
- Salz und Pfeffer, nach Geschmack
- 1/4 Tasse Nudeln, Kapital A (wird gegen Ende hinzugefügt)
- 1/4 Tasse frisch geschnittene glatte Petersilie (wird beim Kochen der Suppe hinzugefügt)
- Soda-Cracker zum Servieren

Richtung

1. Das Huhn zusammen mit den Lorbeerblättern und der Hühnerbrühe in den Schongarer geben. Den Sellerie, die Zwiebel, den Knoblauch und die Karotten in den Schongarer geben.
2. Vor dem Servieren mit Salz und Pfeffer abschmecken.
3. Je nachdem, wie lange das Gericht warm bleiben soll, kochen Sie es zugedeckt 4-5 Stunden auf hoher oder 7-8 Stunden auf niedriger Stufe.
4. Zwanzig Minuten vor Ende der Garzeit das Huhn aus dem Ofen nehmen und auf eine Platte legen.
5. Rühren Sie die Zutaten zusammen, nachdem Sie die Spaghetti in den Langsamkocher gegeben haben.
6. Die Nudeln weitere 15 bis 20 Minuten bei starker Hitze kochen, bis sie gar sind.
7. In der Zeit, in der die Nudeln kochen, sollte das Hähnchen zerkleinert und in leicht kaubare Stücke geschnitten werden.

8. Sobald die Nudeln gar sind, das gekochte Huhn wieder in die Brühe geben.

9. Nach gründlichem Mischen etwas gehackte Petersilie darüber streuen.

10. Den Dip mit Crackern servieren. Genießen!

Pro Portion: Kcal: 293 | Fett: 12 g | Eiweiß: 30 g | Kohlenhydrate: 16 g

26. Hungryman Stew

- Portionen: 8

Inhaltsstoffe

- 1 Pfund Rinderhackfleisch
- 1 mittelgroße gehackte Zwiebel
- 1 Esslöffel Speiseöl
- 2 Tassen Karotten, gewürfelt
- 3 russische Kartoffeln, gewürfelt
- 1 Dose Kidneybohnen, insgesamt 16 Unzen, abgetropft
- 1/4 Tasse Langkornreis, der nicht gekocht wurde.
- 1 Dose Tomatensauce (acht Unzen)
- 4 Unzen Wasser
- 1 Teelöffel Chilipulver
- 1 Esslöffel Worcestershire-Sauce

Richtung

1. Kochspray, das ein Anhaften verhindert, sollte in den Langsamkocher gesprüht werden.

2. Zum Anbraten von Fleisch und Zwiebeln muss zuerst das Öl in einer Pfanne erhitzt werden, und dann werden die Teile in dem heißen Öl angebraten. Das Fleisch sollte in den langsamen Kocher gegeben werden, nachdem das überschüssige Fett entfernt worden ist.

3. Gewürfelte Karotten, Kartoffeln und Kidneybohnen sollten zusammen mit Reis, Tomatensauce, Wasser, Chilipulver und Worcestershire-Sauce in den Topf gegeben werden.

4. Abgedeckt auf NIEDRIG zwischen sechs und acht Stunden kochen. Wenn die Kartoffeln und der Reis nach sechs Stunden Garzeit noch zu fest sind, eine weitere Stunde kochen und dann etwa alle halbe Stunde kontrollieren, ob Kartoffeln und

Reis gar sind. Wenn die Kartoffeln und der Reis nach sechs Stunden Garzeit noch zu fest sind, kochen Sie eine weitere Stunde.

Pro Portion: Kcal: 274 | Fett: 12 g | Eiweiß: 14 g | Kohlenhydrate: 27 g

27. Gemüse-Rindfleisch-Suppe

- Portionen: 8
- Gesamtzeit: 8 Stunden 20 Minuten

Inhaltsstoffe

- 1 Milliliter Knoblauch, gehackt.
- Salz und Pfeffer in verschiedenen Mengen, je nach Geschmack
- 1 Esslöffel Öl aus Gemüse
- 1 Pfund gewürfeltes Rindergulaschfleisch mit einem Zoll Durchmesser
- 24 Unzen rote Kartoffeln, gewürfelt
- 1 große Zwiebel, gewürfelt
- 1 Schachtel (24 oz.) aufgetautes gemischtes Tiefkühlgemüse
- 1 Dose (15 oz.) gehackte Tomaten, nicht abgetropft
- 1 Dose (15 oz.) Great Northern Bohnen, abgetropft
- 2 Lorbeerblätter

Richtung

1. Tupfen Sie die Fleischwürfel mit Papierhandtüchern in kreisenden Bewegungen trocken, bis sie vollständig trocken sind.
2. Vor dem Servieren das Gericht mit Salz und Pfeffer würzen.
3. Das Steak mit Olivenöl bestreichen und in einer Pfanne bei mittlerer Hitze braten.
4. Braten Sie das Fleisch von beiden Seiten an und geben Sie es dann in einen langsamen Kocher, um es fertig zu garen.
5. Jetzt ist es an der Zeit, das gefrorene Gemüse, die Bohnen, die Brühe, die Kartoffeln, die Zwiebel und die Tomate sowie die Gewürze wie Knoblauch, Pfeffer und Lorbeerblätter hinzuzufügen. Nachdem Sie alles vermischt haben, decken Sie den Topf mit einem Deckel ab.
6. Legen Sie sie für 8 bis 10 Stunden auf niedriger oder 4 bis 5 Stunden auf hoher Stufe in den langsamen Kocher. Sie haben die Wahl zwischen diesen beiden

Optionen. Wenn die Kartoffeln und das Rindfleisch den richtigen Gargrad erreicht haben, ist der Eintopf fertig.

7. Nehmen Sie die Lorbeerblätter aus der Schüssel und legen Sie sie beiseite. Viel Spaß beim Mithelfen und Tun!

Pro Portion: Kcal: 262 | Fett: 5 g | Eiweiß: 28 g | Kohlenhydrate: 25 g

Mittagessen-Rezepte

28. Griechischer Schnitzelsalat mit Huhn

- Gesamtzeit: 25 Minuten

Inhaltsstoffe

- 2 Köpfe Römersalat, zerkleinert
- 2 gekochte Hühnerbrüste (12 Unzen), zerkleinert
- Eine geschnittene, geschälte und in Scheiben geschnittene Gurke
- zwei mittelgroße Tomaten
- 1/2 rote Zwiebel, gewürfelt
- 11/4 Tasse Essig aus Rotwein
- 1 Esslöffel kaltgepresstes Olivenöl
- 1 Esslöffel gehackter Dill oder Oregano, je nachdem, was Sie mögen
- 1 gestrichener Teelöffel pulverisierter Knoblauch
- ein halber Teelöffel Salz
- einen halben Teelöffel Pfeffer, gemahlen
- 1/2 Tasse geschnittene schwarze Oliven 2 Köpfe Römersalat, geschnitten 2 gekochte Hühnerbrüste
- 1/2 Tasse zerbröckelter Feta-Käse

Verfahren:

1. Öl, Oregano, Essig, Pfeffer, Salz und Knoblauchpulver in einer großen Schüssel vermischen.
2. Dann fügen Sie Folgendes hinzu: Hähnchen, Tomaten, Salat, Zwiebeln, Oliven, Feta und Gurken.

Nährwert pro Portion:

- 343 kcal,
- 18 Gramm Fett,
- 31 Gramm Eiweiß,

- Gesamtzeit: 1 3/4 Stunden

Inhaltsstoffe

- 1 Esslöffel getrockneter Estragon
- ein halber Teelöffel Salz
- 1/2 Teelöffel frisch gemahlener Pfeffer
- 1,5 Tassen gewürfelter Staudensellerie
- 1,5 Tassen halbierte rote kernlose Weintrauben
- 2 Pfund Hühnerbrüste ohne Knochen
- 1/2 Tasse Hühnerbrühe mit geringem Salzgehalt (4,5 Unzen)
- eine halbe Tasse gehackte Walnüsse
- eine halbe Tasse fettreduzierte saure Sahne
- Eine halbe Tasse fettreduzierte Mayonnaise

Verfahren:

1. Zuerst müssen Sie sicherstellen, dass der Ofen auf 450 Grad vorgeheizt ist. Danach geben Sie das Huhn in eine große Auflaufform. Nachdem das Huhn 30 bis 35 Minuten gebraten wurde, sollte ein Thermometer 170 Grad Fahrenheit anzeigen, wenn es in den dicksten Teil der Hühnerbrust eingeführt wird.
2. Das Hähnchen in Würfel schneiden, nachdem es nach dem Abkühlen auf ein Schneidebrett gelegt wurde. Alle Reste aus der Brühe entfernen.
3. Verteilen Sie einige Walnüsse auf einem Backblech und schieben Sie das Blech dann in den Ofen, um sie gleichzeitig etwa 6-7 Minuten lang zu rösten.
4. Mayonnaise, saure Sahne, Salz, Pfeffer und Estragon sollten in einer großen Schüssel verrührt werden, bevor man fortfährt. Nun sollten das Hähnchen, die Weintrauben, der Sellerie und die Walnüsse hinzugegeben werden. Nach dem Umrühren eine Stunde in den Kühlschrank stellen, um die Mischung abzukühlen.

Nährwert pro Portion:

- 219 kcal,
- 9 Gramm Fett,
- 10 Gramm Kohlenhydrate.

30. Niçoise Eiersalat

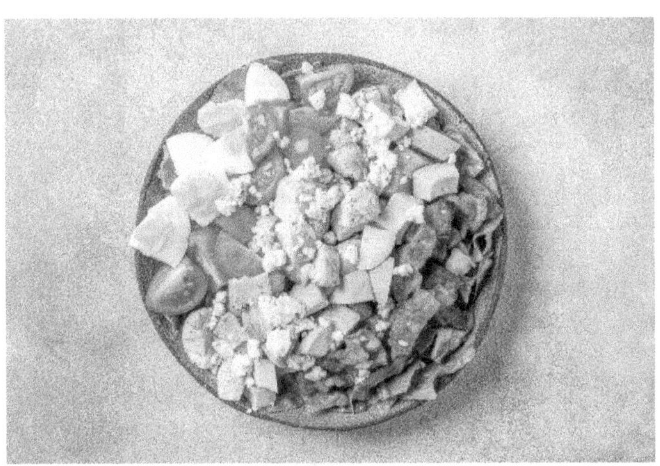

- Gesamtzeit: 20 Minuten

Inhaltsstoffe

- 3 Esslöffel Joghurt mit reduziertem Fettgehalt
- 3 Esslöffel Mayonnaise mit reduziertem Fettgehalt
- 1 kleiner Esslöffel gehackte rote Zwiebel
- Ein Esslöffel weißer Essig
- Ein halber Teelöffel zerstoßener Pfeffer
- Ein Viertel Teelöffel Salz
- Acht gekochte harte Eier
- 1 Dose Thunfisch in Wasser (1,5 bis 6 Unzen)
- 1/2 Tasse gekochte grüne Bohnen, zerkleinert
- 3 Esslöffel Niçoise-Oliven, zerkleinert

Verfahren:

1. Joghurt, Essig, Mayonnaise, Zwiebel, Pfeffer und Salz in einer mittelgroßen
   Schüssel vermischen. Pürieren, bis alles gut vermischt ist.

2. Die vier Eiweiße und die vier ganzen Eier in eine Schüssel geben. Die Oliven, den Thunfisch und die grünen Bohnen zu der Mischung geben und gut durchschwenken.

Nährwert pro Portion:

- 185 kcal,
- 9 Gramm Fett,
- 8 Gramm Kohlenhydrate.

31. Cobb-Salat

- Gesamtzeit: 40 Minuten

Inhaltsstoffe

- ein halber Teelöffel Salz
- zehn Tassen gemischter Blattsalat
- Eine gekochte Hühnerbrust (8 Unzen)
- 2 große Eier, hartgekocht, gehackt
- drei Esslöffel Weinessig
- 1/4 Tasse Schalotten, fein gehackt
- Drei Esslöffel natives Olivenöl, ein Esslöffel Dijon-Senf, ein Teelöffel pulverisierter Pfeffer,
- Zwei mittelgroße Tomaten, eine große Gurke, eine Avocado, zwei gekochte Speckscheiben, gehackt, und eine halbe Tasse zerbröckelter Blauschimmelkäse

Verfahren:

1. Senf, Schalotte, Essig, Salz und Pfeffer in einer kleinen Schüssel vermischen. Das gemischte Grünzeug in eine große Schüssel geben. Die Hälfte des Dressings darüber geben.
2. Verteilen Sie das Grünzeug auf vier Teller. Das Hähnchen, die Tomaten, die Eier, die Avocado, die Gurke und den Blauschimmelkäse über den Salat geben. Gießen Sie das restliche Dressing über den Salat.

Nährwert pro Portion:

- 352 kcal,
- 24 Gramm Fett,
- 18 Gramm Kohlenhydrate

32. Ei-Salat mit Gemüse

- Gesamtzeit: 25 Minuten

Inhaltsstoffe

- drei Esslöffel Naturjoghurt
- Drei Esslöffel fettreduzierte Mayonnaise
- einen halben Teelöffel Pfeffer, gemahlen
- Acht hartgekochte Eier und 1/4 Teelöffel Salz
- 1 Tasse Karotte, gehackt
- 1 Tasse Gurke, gewürfelt
- 1/4 Tasse geschnittene Frühlingszwiebeln

Verfahren:

1. In einer mittelgroßen Schüssel zunächst Joghurt, Salz, Pfeffer und Mayonnaise vermengen.
2. In einer Schüssel 4 ganze Eier und 4 Eiweiß zu einem glatten Schnee schlagen. Die Gurke, die Karotte und die Frühlingszwiebeln unterheben.

Nährwert pro Portion:

- 135 kcal,
- 7 Gramm Fett,

11 Gramm Eiweiß,

33. Knusprig geröstete Kichererbsen

Vorbereitungs- und Kochzeit insgesamt: 40 Minuten

- Ertrag: 4 Portionen, je ¼ Tasse (100 g)
- Pro Portion: 120 Kalorien

Inhaltsstoffe

- 425 g Kichererbsen, abgetropft und gut abgespült
- 30 ml kaltgepresstes Olivenöl
- 1,5 g koscheres Salz
- Frisch gemahlener schwarzer Pfeffer
- 5 g gemahlener Sumach

Wegbeschreibung

1. Heizen Sie den Ofen auf 350 Grad Fahrenheit (180 Grad Celsius, oder Gasmarke 4) Umluft vor. Ein Backblech mit Pergamentpapier auslegen und beiseite stellen.
2. Nachdem die Kichererbsen abgetropft und abgespült wurden, sollten sie in ein sauberes Handtuch gegossen werden, und dann sollte das Handtuch auf der Arbeitsplatte hin und her bewegt werden, um die Kichererbsen effektiv zu trocknen. Beim Backen werden die Kichererbsen durch dieses vollständige Trocknen knuspriger.
3. Nachdem die Kichererbsen auf das vorbereitete Backblech gelegt wurden, werden sie mit Olivenöl beträufelt. Salz und Pfeffer sollten darüber gestreut werden. Etwa vierzig Minuten lang rösten, bis sie golden und knusprig sind. Sumach sollte darüber gestreut werden. Bevor man sie in ein Gefäß gibt, sollte man warten, bis sie vollständig abgekühlt sind. Es ist von Vorteil, sie so lange wie möglich im Freien trocknen zu lassen.

34. Roséschorle mit Zitrusfrüchten und Minze

- Vorbereitungs- und Kochzeit insgesamt: 10 Minuten
- Ergiebigkeit: 1 Portion

Inhaltsstoffe

- 1 großer Zweig Minze, Blätter von den Stielen entfernt
- 2 Orangenscheiben
- Zerstoßenes Eis
- 150 ml Roséwein
- 10 g Holunderblütenlikör (wahlweise)
- 60 ml kohlensäurehaltiges Wasser mit Grapefruit-Geschmack

Wegbeschreibung

1. Die Minzblätter und die Orangenscheiben in ein Glas geben (ich bevorzuge ein stabiles stielloses Weinglas). Mit einem Muddler oder Holzlöffel einige Male vorsichtig zerdrücken und dabei den Saft herauspressen. Das zerstoßene Eis und den Rosé dazugeben. Mit dem Likör (falls verwendet) und Sprudel auffüllen.

35. Frischer Minztee mit Zitrusfrüchten

- Vorbereitungs- und Kochzeit insgesamt: 10 Minuten
- Ertrag: 1 Portion

Inhaltsstoffe

- 240 Milliliter Wasser
- 1 kleine Handvoll frischer Minzblätter
- Eine Scheibe Limette
- Eine Scheibe Orange

Wegbeschreibung

1. Verwenden Sie einen Wasserkocher, um das Wasser zum Kochen zu bringen. Die Teetasse wird mit der Minze gefüllt. Die Minze wird über das kochende Wasser geschüttet. Limetten- und Orangenscheiben werden hinzugefügt. Lassen Sie ihn eine Weile ziehen, während Sie ihn mit einer Untertasse abdecken. Nach ein paar Minuten können Sie ihn trinken, wenn er am heißesten ist. Um einen Teil des Saftes aus der Orange und der Limette zu extrahieren, üben Sie leichten Druck aufeinander aus.
2. Wenn Sie einen kräftigeren Geschmack wünschen, können Sie entweder die Zitrusfrüchte und die Minze vor dem Trinken aus dem Glas nehmen oder sie länger ziehen lassen. Indem ich die Orangenscheibe auf die Minze drücke, kann ich verhindern, dass die Minze an die Oberfläche steigt.

36. Keto-Hühnersandwich mit Speck und Avocado

Sandwiches sind bei der Keto-Diät nicht länger tabu! Machen Sie Ihr Brot mit Ei und Frischkäse, um den Fett- und Proteingehalt hoch zu halten, und belegen Sie es mit Käse und Avocado!

Portionsgröße:

- Das Rezept reicht für 2 Portionen.

Zutaten:

Brot:

- 1,5 g Salz
- 2,5 g Knoblauchpulver
- 1 g Weinstein (Sahne)
- 3 große Eier
- 84 g Frischkäse

Füllen:

- 84g Huhn
- 2 Scheiben Speck
- 2 Scheiben Pepper-Jack-Käse
- 5 g Sriracha
- 15 g Mayonnaise
- 2 Traubentomaten
- 1/4 Avocado

Wegbeschreibung:

1. Heizen Sie den Ofen auf 300 Grad vor.
2. Die Eier in separate Schüsseln geben und beiseite stellen.
3. Nach der Zugabe von Weinstein und Salz das Eiweiß zu Schnee schlagen, bis es weiche Spitzen bildet, bevor das Salz hinzugefügt wird.
4. Den Frischkäse in die Schüssel mit den Eigelben geben und weiterschlagen, bis eine gleichmäßige blassgelbe Farbe erreicht ist.
5. Um Eiweiß und Eigelb zu verbinden, heben Sie sie zusammen. Wir möchten, dass das Eiweiß luftig und leicht ist, daher sollten Sie es vorsichtig unterheben.
6. Nehmen Sie ein mit Pergamentpapier ausgelegtes Backblech und geben Sie etwa eine viertel Tasse Ihres Brotteigs in jede der verschiedenen Regionen. Dann formen Sie die Mischung zu Quadraten.

7. Nachdem Sie das Brot mit Knoblauch bestreut haben, backen Sie es für fünfundzwanzig Minuten.
8. Während das Brot backt, bereiten Sie das Hähnchen und den Speck vor, indem Sie sie mit etwas Salz und Pfeffer würzen.
9. Sie können Ihr Sandwich zusammenstellen, indem Sie die Mayonnaise, die Avocado, den Käse und die Tomaten auf das Sandwich legen, nachdem alles gegart wurde.
10. Viel Spaß!

Nährwertangaben (pro Portion):

- Kalorien: 355
- Fett: 28g
- Kohlenhydrate: 1,5g
- Eiweiß: 24g

Genießen Sie diesen leichten und süßen Salat, der Sie für den Nachmittag fit macht. Speck und Pinienkerne machen satt, während die Himbeervinaigrette einen deutlich süßen Geschmack verleiht.

Portionsgröße:

- Dieses Rezept ergibt 1 Portion.

Zutaten:

- 30 g Parmesan (gehobelt)
- 28 g Himbeer-Vinaigrette
- 28 g gemischtes Grünzeug
- 45 g Pinienkerne (geröstet)
- 2 Scheiben Speck
- Salz und Pfeffer nach Geschmack

Wegbeschreibung:

1. Nehmen Sie eine Pfanne und braten Sie den Speck auf dem Herd. Wir wollen, dass der Speck schön knusprig wird!
2. Den Salat mit den restlichen Zutaten zusammenstellen und dann den zerbröckelten Speck darüber streuen.
3. Schütteln Sie es gut durch, um sicherzustellen, dass alles eingearbeitet ist.
4. Viel Spaß!

Nährwertangaben (pro Portion):

- Kalorien: 470
- Fett: 36g
- Kohlenhydrate: 4g
- Eiweiß: 17,5 g

Eine einfache und köstliche Suppe für die Mittagspause! Hühnerbrühe und Eier ergeben ein sehr schmackhaftes Gericht, das durch die einfache Zubereitung perfekt für ein schnelles Mittagessen geeignet ist.

Portionsgröße:

- Dieses Rezept ergibt 1 Portion.

Zutaten:

- 2 große Eier
- 15 g Speckfett
- 5 g Chili-Knoblauch-Paste
- 1/2 Würfel Hühnerbrühe
- 375 g Hühnerbrühe

Wegbeschreibung:

1. Eine Pfanne auf mittlere Hitze bringen und den Brühwürfel, das Speckfett und die Brühe in die Pfanne geben.
2. Wenn die Suppe kocht, die Chilipaste zugeben und eine Minute lang ständig rühren. Dann vom Herd nehmen.
3. In einem separaten Gefäß die Eier aufschlagen und in die Brühe geben.
4. Umrühren und dann etwa dreißig Sekunden lang warten.
5. Servieren und genießen Sie es!

Nährwertangaben (pro Portion):

- Kalorien: 275
- Fett: 24g
- Kohlenhydrate: 2g
- Eiweiß: 13g

Das Mittagessen zu verpassen ist ein Rezept für einen katastrophalen Nachmittag. Aber selbst bei einem straffen Zeitplan kann ein schneller Becherkuchen für ein sättigendes Mittagessen sorgen! Hier haben wir einen pikanten Jalapeno-Becher-Kuchen aus Ei und Mandelmehl.

Portionsgröße:

- Dieses Rezept ergibt 1 Portion.

Zutaten:

- 1 großes Ei
- 15 g Frischkäse
- 15 g Butter
- 1 Scheibe Speck
- 2,5 g Backpulver
- 1/2 Jalapeno-Pfeffer
- 30 g Mandelmehl
- 15 g goldenes Leinsamenmehl
- 1,5 g Salz

Wegbeschreibung:

1. Braten Sie den Speck in einer bei mittlerer Hitze erhitzten Pfanne, bis er schön knusprig ist.
2. Alle übrigen Zutaten in einen Becher geben und miteinander verquirlen. Um sicherzustellen, dass alles im Boden des Bechers ist, kratzen Sie die Ränder von oben herab.
3. Stellen Sie die Mikrowelle für achtzig Sekunden auf höchste Stufe.
4. Den Kuchen aus der Tasse nehmen, indem man sie auf den Kopf stellt und leicht auf einen Teller klopft. Den Kuchen mit dem Speck und den Jalapenos, die sich noch in der Tasse befinden, garnieren.
5. Viel Spaß!

Nährwertangaben (pro Portion):

- Kalorien: 430
- Fett: 36g
- Kohlenhydrate: 5g
- Eiweiß: 16g

40. Enchilada-Suppe

Diese reichhaltige Suppe wird Ihre Mittagspause auf jeden Fall aufpeppen! Hühnchen, Käse und ein wenig Cayennepfeffer sorgen dafür, dass Sie gleichzeitig in Bewegung bleiben und die Keto-Diät einhalten.

Portionsgröße:

- Das Rezept reicht für 4 Portionen.

Zutaten:

- 224g Frischkäse
- 1 kg Hühnerbrühe
- 48 g Hühnerfleisch (zerkleinert)
- 4 Stangen Staudensellerie (gewürfelt)
- 1 rote Paprika (gewürfelt)
- 45 ml Olivenöl
- 2,5 g Cayennepfeffer
- 1/2 Limette (Saft)
- 10 g Kreuzkümmel
- 5 g Chilipulver
- 5 g Oregano
- 10 g Knoblauch
- 1/4 kg Tomaten (gewürfelt)
- 125 g Koriander (gehackt)

Wegbeschreibung:

1. Das Olivenöl in einer Pfanne bei mittlerer Hitze erhitzen. Während die Paprika und der Sellerie noch heiß sind, diese hinzufügen.
2. Wenn der Sellerie die gewünschte Zartheit erreicht hat, die Tomaten hinzufügen und weiter köcheln lassen, bis sie anfangen, ihren Saft abzugeben.

3. Damit alle Gewürze enthalten sind, geben Sie sie in die Pfanne und schwenken Sie sie mehrmals.
4. Danach die Hühnerbrühe und den Koriander in den Topf geben und die Hitze so hoch drehen, dass sie zum Kochen gebracht wird.
5. Nach dem Aufkochen die Hitze auf niedrige Stufe reduzieren und fünfundzwanzig Minuten köcheln lassen.
6. Danach den Frischkäse hinzufügen und die Mischung wieder zum Kochen bringen. Danach die Hitze reduzieren und das Ganze eine weitere halbe Stunde köcheln lassen.
7. Das zerkleinerte Hühnerfleisch und den Limettensaft zusammen mit dem Hühnerfleisch in den Kochtopf geben. Durch mehrmaliges Umrühren sicherstellen, dass alles gut vermischt ist.
8. Das war's! Zum Schluss können Sie noch etwas Koriander oder zusätzlichen Käse darüber streuen!

Nährwertangaben (pro Portion):

- Kalorien: 350
- Fett: 30g
- Kohlenhydrate: 5g
- Eiweiß: 14g

41. Keto-Paprika-Basilikum-Pizza

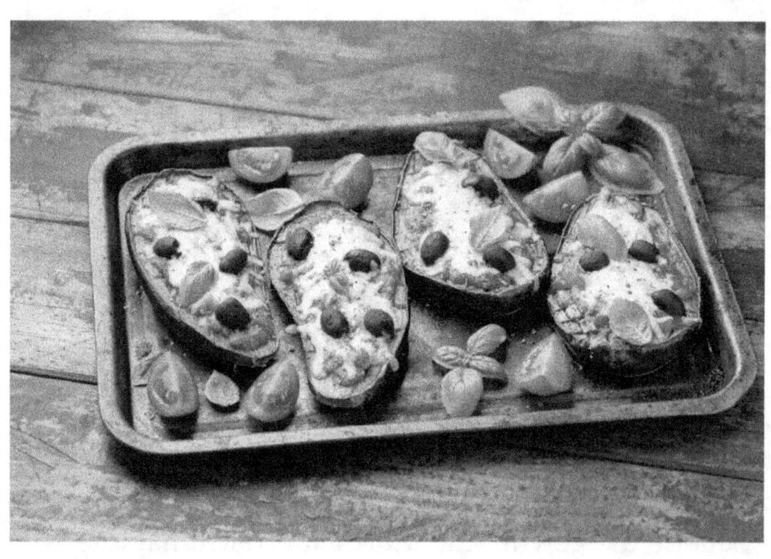

Lassen Sie das kohlenhydrathaltige Mehl weg und ersetzen Sie die Kruste dieser köstlichen Pizza für die Mittagspause durch Mandelmehl. Halten Sie es leicht mit Paprika und Basilikum oder haufenweise Fleisch, so oder so ist dies ein Keto freundliches Gericht!

Portionsgröße:

- Dieses Rezept ergibt 2 Portionen (1/2 einer Pizza).

Zutaten:

Kruste:

- 1 großes Ei
- 30 g Frischkäse
- 30 g Flohsamenschalen
- 5 g italienisches Gewürz
- 30 g Parmesankäse
- 48 g Mozzarella-Käse
- 115 g Mandelmehl
- je 2,5 g Salz und Pfeffer

Toppings:

- 57 g Tomatensauce
- 45 g frisches Basilikum (gehackt)
- 32 g Cheddar-Käse (geraspelt)
- 2/3 Paprika
- 1 Strauchtomate

Wegbeschreibung:

1. Heizen Sie zunächst den Ofen auf 400 Grad vor.
2. Um den Mozzarella für die Kruste zu schmelzen, lassen Sie ihn fünfundvierzig Sekunden lang in der Mikrowelle auftauen.
3. Geben Sie alle anderen Zutaten für die Kruste in den Käse und achten Sie darauf, dass alles gut vermischt ist.
4. Sie können den Teig mit den Händen oder mit einem Nudelholz zu einem Kreis ausrollen.

5. Diese sollten zehn Minuten lang gebacken werden, bevor sie aus dem Ofen genommen werden.
6. Verteilen Sie nun alle Beläge darauf und backen Sie weitere zehn Minuten.
7. Nehmen Sie die Pizza heraus und lassen Sie sie abkühlen.
8. Es gehört alles Ihnen!

Nährwertangaben (pro Portion):

- Kalorien: 420
- Fett: 30g
- Kohlenhydrate: 6g
- Eiweiß: 25g

42. Luftiger Caprese-Salat

Haufenweise Tomaten, Mozzarella und Basilikum - was könnte besser sein? Dieses einfache Mittagessen ist köstlich und sättigend, besonders für die Käseliebhaber da draußen.

Portionsgröße:

- Das Rezept reicht für 2 Portionen.

Zutaten:

- 45 g Olivenöl
- 48 g Mozzarella-Käse
- 1 Tomate
- 57 g frisches Basilikum (gehackt)
- Schwarzer Pfeffer und Salz nach Geschmack

Wegbeschreibung:

1. Um das Basilikum und das Olivenöl zu pürieren, können Sie entweder einen Mixer oder eine Küchenmaschine verwenden. Danach haben Sie eine Paste aus Basilikum übrig.

2. Schneiden Sie nun Ihre Tomate in Scheiben, die etwa einen halben Zentimeter dick
   sind. Wenn Sie den Drang verspüren, eine weitere Tomate zu nehmen, können Sie
   das gerne tun. Wir brauchen hier sechs Scheiben.
3. Den Mozzarella in etwa gleich große oder etwas dickere Scheiben schneiden wie
   die Tomaten.
4. Die Tomate sollte als Basis für Ihren Caprese-Salat dienen, gefolgt von Käse und
   schließlich Basilikumpaste.
5. Mit Salz und Pfeffer abschmecken und mit Salz würzen.
6. Greifen Sie zu! Zögern Sie nicht, zusätzliches Olivenöl zum Garnieren
   hinzuzufügen.

Nährwertangaben (pro Portion):

- Kalorien: 406
- Fett: 35g
- Kohlenhydrate: 5g
- Eiweiß: 17g

43. Keto-Erdnuss-Garnelen-Curry

Wir müssen uns nicht an die eiligen, unbefriedigenden Mittagessen halten, die wir
gewohnt sind. Mit diesem Gericht mit Garnelen und Curry können Sie dem Ganzen eine
einzigartige Wendung geben!

Portionsgröße:

- Dieses Rezept ist für 2 Portionen geeignet.

Zutaten:

- 5 g Fischsauce
- 15 g Erdnussbutter
- 5 g Ingwer (gehackt)
- 5 g gerösteter Knoblauch (zerdrückt)
- 15ml Sojasauce
- 1,5 g Xanthangummi
- 2,5 g Kurkuma
- 45 g Koriander (gehackt)

- 30 g Kokosnussöl
- 1 Frühlingszwiebel (gehackt)
- ¼ kg Gemüsebrühe
- 115 g saure Sahne
- 250 ml Kokosnussmilch
- 40 g Brokkoli-Röschen
- 30 g grüne Currypaste
- 58 g Garnelen (gekocht)
- 1/2 Limette (Saft)

Wegbeschreibung:

1. Geben Sie das Kokosöl in eine Pfanne, die bereits auf mittlerer Stufe erhitzt ist. Knoblauch, Frühlingszwiebeln und Ingwer sollten hinzugefügt werden, während die Pfanne erhitzt wird.
2. Nach einigen Minuten des Umrührens fügen Sie einen Esslöffel der grünen Currypaste hinzu, sobald das Essen fertig gekocht ist. Sie sollten auch Fischsauce, Erdnussbutter, Kurkuma und Sojasauce in Ihrer Sammlung haben.
3. Rühren Sie die Mischung um und lassen Sie sie noch einige Minuten köcheln.
4. Nun die Kokosmilch und die Gemüsebrühe einrühren.
5. Das Xanthangummi vollständig in die Mischung einarbeiten.
6. Wenn Sie feststellen, dass die Mischung beginnt, einzudicken, fügen Sie den Brokkoli der Mischung hinzu.
7. Weiterrühren und dann den Koriander dazugeben.
8. Zu guter Letzt die Garnelen in das Gebräu einarbeiten. Bitte lassen Sie das Ganze noch ein paar Minuten weiter kochen, damit sich der Geschmack der Garnelen entfalten kann.
9. Verwenden Sie die saure Sahne als Topping, und genießen Sie die Köstlichkeit!

Nährwertangaben (pro Portion):

- Kalorien: 450
- Fett: 32g
- Kohlenhydrate: 8,5g
- Eiweiß: 28g

Genau wie ein Becherkuchen kann auch ein Salat die schnelle und einfache Lösung für einen hektischen Mittag sein. Dieser Gurkensalat ist in wenigen Minuten zubereitet, und Sie können die Kombination aus Nudeln und Gurke genießen.

Portionsgröße:

- Dieses Rezept ergibt 1 Portion.

Zutaten:

- 1,5 g rote Paprikaflocken
- 15 g Reisessig
- 15 g Sesamöl
- 5 g Sesamkörner
- 30 ml Olivenöl
- 1 Frühlingszwiebel
- 1 Päckchen Shirataki-Nudeln
- 3/4 große Salatgurke
- Salz und Pfeffer nach Geschmack

Wegbeschreibung:

1. Die Shirataki-Nudeln müssen gründlich gewaschen und abgespült werden und dann auf einem Papiertuch trocknen.
2. Das Kokosöl in eine Pfanne geben, die bereits auf mittlerer Stufe erhitzt wurde.
3. Die Nudeln sollten insgesamt sechs Minuten gebraten werden, sobald die Pfanne aufgeheizt ist. Sie sollten deutlich schrumpfen und die überschüssige Flüssigkeit sollte verdampfen.
4. Nachdem Sie die Nudeln aus der Pfanne genommen haben, legen Sie sie zum Trocknen noch einmal auf ein Papiertuch.
5. Schneiden Sie die Gurke in Scheiben beliebiger Größe und legen Sie sie in einem bestimmten Muster auf eine Platte. Legen Sie die Gurke für eine halbe Stunde in den Kühlschrank, nachdem Sie alle anderen Zutaten, mit Ausnahme der Nudeln, darauf geschichtet haben.
6. Nach dem Herausnehmen aus dem Kühlschrank die Nudeln darauf geben und servieren.

7. Viel Spaß!

Nährwertangaben (pro Portion):

- Kalorien: 415
- Fett: 44g
- Kohlenhydrate: 6g
- Eiweiß: 2g

45. Pizzen auf Portobello

Sie wollen die Kohlenhydrate einer normalen Pizzakruste nicht, haben aber keine Zeit, sie selbst zu machen? Dann werfen Sie einfach ein paar Portobello-Pilze in die Pfanne! Diese Pilzköpfe sind die perfekte Grundlage für Ihre Mittagspizza, und Sie können sie knusprig oder weich zubereiten, je nachdem, was Sie bevorzugen!

Portionsgröße:

- Dieses Rezept ist für 4 Portionen geeignet.

Zutaten:

- 32 g Mozzarella-Käse
- 20 Scheiben Peperoni
- 4 große Portobello-Pilzköpfe
- 1 mittelgroße Tomate
- 90ml Olivenöl
- 60 g frisches Basilikum (gehackt)
- Salz und Pfeffer nach Geschmack

Wegbeschreibung:

1. Entfernen Sie die Kapseln der Pilze, indem Sie das Innere herauskratzen. Das Einzige, was Sie wollen, ist eine Schale zu haben.
2. Die Oberseiten der Kappen sollten mit Olivenöl bestrichen werden, die Innenseiten sollten jedoch unbestrichen bleiben. Die Kappen mit Salz und Pfeffer würzen.

3. Braten Sie die Pilze etwa vier Minuten lang an, drehen Sie sie dann um und braten Sie sie weitere drei bis vier Minuten an.
4. Wenn Sie mit dem Aushöhlen der Pilze fertig sind, schneiden Sie die Tomate in dünne Scheiben und legen sie in den Zwischenraum.
5. Auf die Tomate etwas Basilikum streuen.
6. Wenn Sie fertig sind, legen Sie die Mozzarella- und Peperonischeiben auf das Basilikum.
7. Warten Sie drei bis vier Minuten unter dem Grill oder bis der Käse anfängt zu blubbern.
8. Bereiten Sie sich darauf vor, es zu genießen!

Nährwertangaben (pro Portion):

- Kalorien: 320
- Fett: 33g
- Kohlenhydrate: 2,5g
- Eiweiß: 8g

46. Lachs mit Ingwerglasur

Dieser pikante Lachs mit Ingwer zaubert ein Lächeln auf Ihr Gesicht. Ein schnelles Rezept mit einer schmackhaften Gewürzkombination, das mit Sicherheit zu einem Lieblingsessen wird.

Portionsgröße:

- Dieses Rezept ist für 2 Portionen geeignet.

Zutaten:

- 15 g Rotes Boot Fischsauce
- 10 g Knoblauch (gehackt)
- 15 g Ketchup (zuckerfrei)
- 5 g Ingwer (gehackt)
- 15 g Reisessig
- 30 g Weißwein
- 30ml Sojasauce
- 10ml Sesamöl

* 80 g Lachsfilet

Wegbeschreibung:

1. Geben Sie alle Zutaten mit Ausnahme des Ketchups, des Weißweins und des Sesamöls in einen Behälter. Lassen Sie das Ganze etwa fünfzehn Minuten marinieren.
2. Wenn die Pfanne heiß ist, das Sesamöl hinzufügen und auf höchster Stufe erhitzen.
3. Sobald das Öl leicht zu rauchen beginnt, den Fisch mit der Hautseite nach unten in die Pfanne legen.
4. Die Fischhaut sollte knusprig gebraten werden, bevor sie gewendet und weiter gegart wird. In den meisten Fällen dauert es zwischen drei und vier Minuten pro Seite. Sobald Sie den Fisch gewendet haben, geben Sie alle Zutaten für die Marinade in die Pfanne und lassen sie neben dem Fisch köcheln.
5. Nachdem der Lachs fertig gegart ist, aus der Pfanne nehmen. Die Flüssigkeit, die sich noch in der Pfanne befindet, sollte mit Ketchup und Weißwein abgeschmeckt werden.
6. Nachdem alles sechs Minuten lang geköchelt hat, geben Sie es in eine Schüssel.
7. Die Sauce sollte als Beilage zum Gericht gereicht werden.

Nährwertangaben (pro Portion):

* Kalorien: 375
* Fett: 22g
* Kohlenhydrate: 2g
* Eiweiß: 34g

47. Gefüllte Avocado mit Ei

Drehen Sie den Spieß um, wenn es um gefüllte Eier geht! Anstatt ein Ei zu füllen, ist es an der Zeit, eine Avocado mit Eiersalat zu füllen. Voller gesunder Fette und köstlicher Gewürze ist dieses einfache Rezept eine Freude zuzubereiten und zu essen.

Portionsgröße:

* Dieses Rezept ergibt 6 Portionen (jede halbe Avocado ist eine Portion).

Zutaten:

- 10 g brauner Senf
- 5 g scharfe Sauce
- 60 g Mayonnaise
- 30 g frischer Limettensaft
- 2,5 g Kreuzkümmel
- 1/3 rote Zwiebel
- 6 große Eier (hart gekocht)
- 3 Stangen Staudensellerie
- 3 Avocados
- Salz und Pfeffer nach Geschmack

Wegbeschreibung:

1. Bereiten Sie die hartgekochten Eier, die Zwiebel und den Sellerie vor, indem Sie sie zerkleinern.
2. Alle Zutaten, mit Ausnahme der Avocado, in eine Schüssel geben und gut vermischen.
3. Jede Avocado sollte der Länge nach halbiert und der Kern entfernt werden.
4. Die Eiersalatmischung wird mit einem Löffel in die Mitte jeder Avocadoscheibe gegeben.
5. Viel Spaß!

Nährwertangaben (pro Portion):

- Kalorien: 300
- Fett: 27g
- Kohlenhydrate: 4g
- Eiweiß: 8g

Ein weiteres Becherkuchen-Rezept für hektische Mittagspausen! Dieser mit Tomaten und Pesto gefüllte Kuchen ist köstlich und würde sich hervorragend als Ergänzung zu einem Caprese-Salat eignen!

Portionsgröße:

- Das Rezept reicht für 1 Portion.

Zutaten:

- 30 g Butter
- 30 g Mandelmehl
- 1 großes Ei
- 2,5 g Backpulver

Pesto:

- 15 g Mandelmehl
- 20 g Pesto aus sonnengetrockneten Tomaten
- 1 Prise Salz

Wegbeschreibung:

1. Alle Zutaten in einer Tasse verrühren (etwas Pesto zurückbehalten, falls Sie es als Topping verwenden möchten).
2. Erwärmen Sie den Becher in der Mikrowelle für siebzig bis achtzig Sekunden auf höchster Stufe.
3. Wenn Sie den Becher leicht gegen eine Schüssel drücken, bewegt sich der Becher aus dem Weg.
4. Das übrig gebliebene Pesto darüber geben.
5. Viel Spaß, es geht schnell und einfach!

Nährwertangaben (pro Portion):

- Kalorien: 460
- Fett: 45g
- Kohlenhydrate: 4g

- Eiweiß: 13g

49. Keto-Kohlrouladen mit Corned Beef

Diese Corned-Beef-Kohlrouladen sind köstlich, sättigend und eine wunderbare Präsentation, wenn Sie Gäste haben. Der feine Hauch von Nelken und Piment rundet dieses Gericht hervorragend ab!

Portionsgröße:

- Dieses Rezept reicht für 5 Portionen:

Zutaten:

- 15 g Erythrit
- 15 g Speckfett
- 1 frische Zitrone
- 15 g brauner Senf
- 5 g ganze Pfefferkörner
- 10 g Worcestershire-Sauce
- 5 g Senfkörner
- 1,5 g Nelken
- 1/4 Piment
- 2,5 g rote Paprikaflocken
- 10 g Salz
- 57ml Kaffee
- 1 mittelgroße Zwiebel
- 60ml Weißwein
- 15 große Kohlblätter
- 500 g Corned Beef
- 1 Lorbeerblatt (zerdrückt)

Wegbeschreibung:

1. Das Corned Meat zusammen mit allen Gewürzen und Flüssigkeiten in einem Slow Cooker zubereiten.
2. Lassen Sie den Schongarer sechs Stunden lang auf niedriger Stufe laufen.

3. Die Kohlblätter und die in Scheiben geschnittene Zwiebel werden in einen Topf mit Wasser gegeben, das zum Kochen gebracht wurde, wenn Sie bereit sind, weiterzumachen.

4. Nach drei Minuten nehmen Sie die Kohlblätter heraus und legen sie für weitere vier Minuten in ein Gefäß mit Eiswasser. Bitte beachten Sie, dass sich die Zwiebeln noch im kochenden Wasser befinden sollten!

5. Sowohl das Fleisch als auch die Kohlblätter sollten in Scheiben geschnitten und getrocknet werden. Die Zwiebel für einen Moment aus dem Wasser nehmen.

6. Jedes Kohlblatt sollte mit dem gesamten Inhalt gefüllt werden, und zur Sicherheit sollte ein leichter Spritzer Zitronensaft darüber gegeben werden.

7. Viel Spaß!

Nährwertangaben (pro Portion):

- Kalorien: 475
- Fett: 27g
- Kohlenhydrate: 4g
- Eiweiß: 34,5 g

50. Keto-Würstchen-Paprika-Suppe

Diese herzhafte Suppe eignet sich perfekt für eine nieselige Mittagspause. Sie wird Ihr Haus oder Ihr Büro mit einem wunderbaren Aroma verlassen und die Zugabe von scharfer Wurst und Jalapenos gibt Ihnen sicher einen Kick!

Portionsgröße:

- Dieses Rezept ist für 4 Portionen geeignet.

Zutaten:

- 10 g Chilipulver
- 10 g Knoblauch (gehackt)
- 10 g Kreuzkümmel
- 5 g italienisches Gewürz
- 1 grüne Paprika
- 1 1/2 kg roher Spinat
- 1/2 mittelgroße Zwiebel

- 500 g Tomaten mit Jalapenos
- 635 g heiße italienische Wurst
- 500 g Rinderbrühe
- Eine Prise Salz
- 1 rote Paprika

Wegbeschreibung:

1. Die Wurst in Stücke brechen und auf dem Herd kochen, bis sie ganz durchgebraten ist.
2. Die Paprikaschoten werden in Scheiben geschnitten und dann zusammen mit den Tomaten, allen Gewürzen und der Rinderbrühe in einen langsamen Kocher gegeben.
3. Die Wurst- und Fleischmischung oben auf den Kocher legen.
4. Bereiten Sie die Zwiebeln und den Knoblauch vor, indem Sie sie anbraten, bis der Knoblauch anfängt, braun zu werden.
5. Zwiebeln und Knoblauch werden in den Topf gegeben, dann kommt der Spinat oben drauf.
6. Stellen Sie den Schongarer auf höchste Stufe und lassen Sie ihn insgesamt drei Stunden lang kochen.
7. Nach drei Stunden nehmen Sie den Deckel ab und rühren alles um. Danach noch zwei Stunden weiterkochen.
8. Lasst es euch schmecken!

Nährwertangaben (pro Portion):

- Kalorien: 380
- Fett: 28g
- Kohlenhydrate: 7g
- Eiweiß: 25g

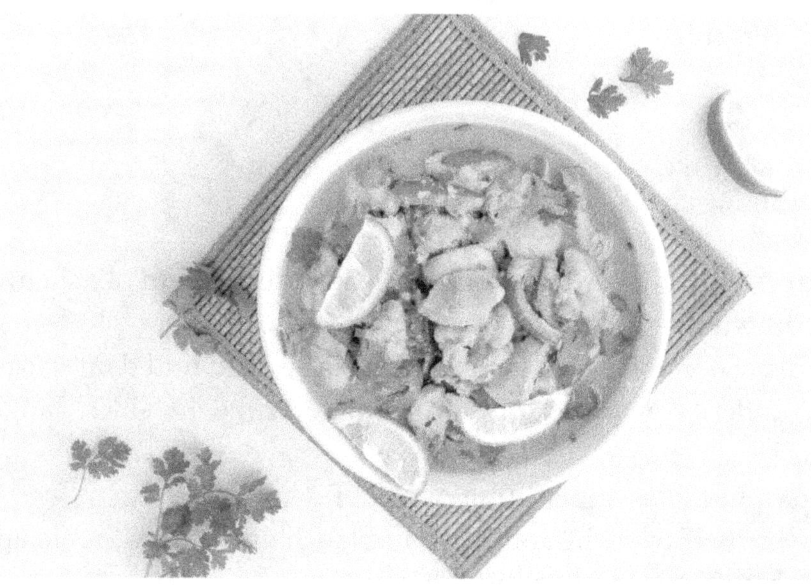

Würden alle Kokosnussliebhaber bitte aufstehen? Wir hoffen, das gilt für die meisten von Ihnen, denn diese fantastische Kombination aus Curry und Kokosnuss wird Ihre Mittagspause garantiert aufpeppen!

Portionsgröße:

- Dieses Rezept ist für 2 Portionen geeignet.

Zutaten:

- 10 g Rotes Boot Fischsauce
- 5 g Knoblauch (gehackt)
- 10ml Sojasauce
- 5 g Ingwer (gehackt)
- 125 ml Kokosnusscreme (oder Kokosnussmilch)
- 60 ml Kokosnussöl
- ¼ kg Brokkoli-Röschen
- 15 g rote Currypaste
- 1/4 Zwiebel
- 1 große Handvoll Spinat

Wegbeschreibung:

1. Geben Sie bei mittlerer Hitze zwei Esslöffel Kokosöl in eine Pfanne.
2. Bereiten Sie die Zwiebel vor, indem Sie sie hacken, und geben Sie sie dann zusammen mit dem Knoblauch in die Pfanne.
3. Wenn der Knoblauch anfängt, braun zu werden, die Hitze auf mittlere Stufe reduzieren und den Brokkoli hinzufügen.
4. Nachdem alles vermischt und umgerührt wurde, schieben Sie alles auf eine Seite der Pfanne, wenn der Brokkoli einen gewissen Gargrad erreicht hat.
5. Geben Sie zunächst die Currypaste auf die offene Seite der Pfanne und warten Sie eine Minute, bis sie gar ist.
6. Danach die Kokosnusscreme und das restliche Öl zum Brokkoli geben und den Spinat auf dem Brokkoli schwenken, bis er vollständig verwelkt ist.
7. Fischsauce, Ingwer und Sojasauce sollten erst hinzugefügt werden, wenn alles gut vermischt ist. Zehn Minuten lang auf kleiner Flamme köcheln lassen.
8. Viel Spaß!

Nährwertangaben (pro Portion):

- Kalorien: 395
- Fett: 40g
- Kohlenhydrate: 7g
- Eiweiß: 6g

52. Keto-Truthahn-Fleischbällchen

Wenn es ein Tag ist, an dem ich einen Teller Fleischbällchen ganz für mich allein haben möchte, oder wenn Sie für die Vorspeisen auf einer Party zuständig sind, sind diese ketofreundlichen Putenfleischbällchen genau das Richtige für Sie!

Portionsgröße:

- Dieses Rezept ergibt 20 Portionen/Fleischbällchen.

Zutaten:

- 1/2 Salz
- 1/2 Pfeffer
- 3 Zweige Thymian
- 2 große Handvoll Spinat

- 3 kleine rote Chilischoten
- 10 Scheiben Speck
- 906g Putenfleisch
- 1/2 grüne Paprika
- 2 große Eier
- 28 g Schweineschwarten
- 1 kleine Zwiebel

Wegbeschreibung:

1. Den Speck auf ein mit Alufolie ausgelegtes Backblech legen. Den Ofen auf 400 Grad Fahrenheit vorheizen.
2. Der Speck sollte dreißig Minuten lang gebacken werden, oder bis er den richtigen Grad an Knusprigkeit erreicht hat.
3. Geben Sie alle Zutaten, mit Ausnahme des gehackten Putenfleischs und des Spinats, in eine Küchenmaschine und zerkleinern Sie sie gründlich, während der Speck gar wird.
4. Zum Truthahnhackfleisch die gehackte Kombination hinzufügen und beides gründlich vermischen.
5. Nach dem Ausbacken des Specks sollte das Fett in einen separaten Behälter abgelassen werden.
6. Nun sollten Sie aus der Mischung zwanzig Frikadellen formen und sie auf das gleiche Backblech legen, das Sie zuvor verwendet haben.
7. Bereiten Sie die Fleischbällchen vor, indem Sie sie zwanzig Minuten lang kochen, oder bis der Saft klar zu laufen beginnt.
8. In jede Frikadelle sollten zwei bis drei Speckstreifen aufgespießt werden.
9. Geben Sie den Spinat, das restliche Specköl und die Gewürze in eine Küchenmaschine und verarbeiten Sie ihn mit der Küchenmaschine zu einer Paste.
10. Stellen Sie sicher, dass Sie die Fleischbällchen genießen, indem Sie sie auf den Teig legen.

Nährwertangaben (pro Portion):

- Kalorien: 140
- Fett: 10.5g
- Kohlenhydrate. 0.5g
- Eiweiß: 11g

Diese milde Suppe mit herbstlichen Gewürzen und Kürbis ist perfekt, um die Erkältung zu bekämpfen, wenn die Jahreszeiten wechseln. Sie ist auch ein hervorragendes Mittel für einen Regentag!

Portionsgröße:

- Dieses Rezept ergibt 3 Portionen (je 1 Tasse).

Zutaten:

- 2,5 g Pfeffer
- 2,5 g Salz
- 1,5 g Ingwer (gehackt)
- 1,5 g Koriander
- 1g Muskatnuss
- 1,5 g Zimt
- 2 Knoblauchzehen (geröstet und gehackt)
- 60ml Butter
- 1/4 kg Kürbispüree
- 115 g Schlagsahne
- 4 Scheiben Speck
- 1 Lorbeerblatt
- 1/4 Zwiebel (gehackt)
- 45 g Speckfett
- 375 g Hühnerbrühe

Wegbeschreibung:

1. Um die Butter zu bräunen, empfiehlt es sich, sie in einer Pfanne bei mittlerer Hitze zu erhitzen, bis sie anfängt, braun zu werden.
2. Wenn die Butter eine dunkle, goldene Farbe angenommen hat, werden der Knoblauch, der Ingwer und die Zwiebeln zugegeben.
3. Nachdem die Zwiebeln drei Minuten lang gebraten wurden und glasig geworden sind, fügen Sie alle Gewürze hinzu und schwenken sie, damit sie gleichmäßig verteilt werden.

4. Der Erhitzungsprozess sollte für weitere zwei Minuten fortgesetzt werden, wonach der Kürbis und die Hühnerbrühe untergerührt werden sollten.

5. Bringen Sie die Flüssigkeit zum Kochen, indem Sie die Hitze auf eine höhere Stufe stellen. In den nächsten zwanzig Minuten, wenn das Wasser zum Kochen gekommen ist, die Mischung weiter köcheln lassen.

6. Geben Sie alle Zutaten in einen Mixer und verarbeiten Sie sie so lange, bis sie die gewünschte Glätte oder Konsistenz erreicht haben.

7. Weitere zwanzig Minuten kochen lassen, nachdem die Zutaten wieder in den Topf gegeben wurden.

8. Von diesem Zeitpunkt an steht es Ihnen frei, Ihren Speck auf jede Art und Weise zuzubereiten, die Sie für angemessen halten.

9. Nach Beendigung des Kochvorgangs werden die Sahne und das Speckfett in die Suppe gegeben. Vermengen Sie die Zutaten vollständig.

10. Vor dem Servieren unbedingt den zerbröckelten Speck darüber streuen.

11. Erlauben Sie sich, es zu genießen und sich daran zu erfreuen!

Nährwertangaben (pro Portion):

- Kalorien: 485
- Fett: 47g
- Kohlenhydrate: 7.5g
- Eiweiß: 6g

54. Hähnchen-Satay

Die peppige Kombination aus Cayennepfeffer, Paprika und Erdnussbutter macht satt und ist ein Genuss. Außerdem haben wir die Anzahl der Kohlenhydrate niedrig gehalten, damit Sie Ihre Keto-Diät einhalten können.

Portionsgröße:

- Dieses Rezept ist für 3 Portionen geeignet.

Zutaten:

- 15 g Reisessig
- 10 g Chilipaste
- 1,5 g Cayennepfeffer

- 10 g Sesamöl
- 15 g Erythrit
- 5 g Knoblauch (gehackt)
- 1,5 g Paprika
- 1/3 gelbe Paprika
- 60ml Sojasauce
- 453 g gemahlenes Hühnerfleisch
- 2 Frühlingszwiebeln
- 45 g Erdnussbutter
- 1/2 Limette (Saft)

Wegbeschreibung:

1. Nachdem Sie das Sesamöl in die Pfanne gegossen haben, stellen Sie sie bei mittlerer Hitze zum Weitergaren ein.
2. Achten Sie darauf, dass Ihr Hähnchen durch das Garen gebräunt ist.
3. Alle übrigen Zutaten, mit Ausnahme der Zwiebel und der gelben Paprika, sollten in der Pfanne gut vermischt sein.
4. Die Zwiebeln und die Paprika sollten erst hinzugefügt werden, wenn alles den von Ihnen gewünschten Gargrad erreicht hat.
5. Die Zwiebel so lange kochen, bis sie glasig wird, und dann vom Herd nehmen.
6. Sie können es mit Salz und Pfeffer abschmecken und dann servieren.
7. Ich wünsche Ihnen viel Spaß und gratuliere Ihnen zu Ihrer guten Arbeit!

Nährwertangaben (pro Portion):

- Kalorien: 390
- Fett: 22g
- Kohlenhydrate: 3,5g
- Eiweiß: 34g

55. Becherkuchen mit Speck und Cheddar

Der einfache Becherkuchen hat es wirklich in sich! Ein heißer Kuchen mit Speck, Cheddar und Schnittlauch, der köstlich ist und nur ein paar Minuten dauert!

Portionsgröße:

- Dieses Rezept ergibt 1 Portion.

Zutaten:

- Basis:
- 30 g Mandelmehl
- 1 großes Ei
- 30 g Butter
- 2,5 g Backpulver
- Inneres:
- 15 g weißer Cheddar (geraspelt)
- 15 g Schnittlauch (gehackt)
- 15 g Cheddar (geraspelt)
- 2 Scheiben Speck
- 1,5 g Mrs. Dash (Tafelmischung)
- 15 g Mandelmehl
- 1 Prise Salz

Wegbeschreibung:

1. Mischen Sie alle Komponenten, aus denen Ihre Grundlage besteht. Vergewissern Sie sich, dass keine Klumpen vorhanden sind, indem Sie die Mischung gründlich umrühren.
2. Als Nächstes hacken Sie den bereits gekochten Speck und den Schnittlauch und vermengen beides mit den restlichen Zutaten für die Innereien. Gründlich vermischen.
3. Geben Sie nun alle Zutaten in einen Becher und stellen Sie ihn für siebzig Sekunden auf höchster Stufe in die Mikrowelle.
4. Durch leichtes Klopfen des Bechers auf einen Teller fällt der Kuchen mühelos aus dem Becher.
5. Servieren Sie es! Wenn Sie möchten, können Sie noch etwas Schnittlauch darüber streuen.

Nährwertangaben (pro Portion):

- Kalorien: 570

- Fett: 54g
- Kohlenhydrate: 6g
- Eiweiß: 25g

56. Keto Inside-Out Burger

Sie wollen die Kohlenhydrate in einem Burger vermeiden? Dann werfen Sie sie einfach weg! Dieser Inside-Out-Burger ist absolut köstlich und besteht aus zwei Patties, die das "Brötchen" bilden, gefüllt mit all deinen Lieblings-Burger-Belägen.

Portionsgröße:

- Dieses Rezept reicht für 6 Portionen.

Zutaten:

- 8 Scheiben Speck (gewürfelt)
- 10 g Knoblauch (gehackt)
- 786g Rinderhackfleisch
- 30 g Schnittlauch (gehackt)
- 10 g schwarzer Pfeffer
- 15ml Sojasauce
- 5 g Worcestershire-Sauce
- 7 g Salz
- 5 g Zwiebelpulver
- 60 g Cheddar-Käse

Wegbeschreibung:

1. In einer gusseisernen Pfanne den Speck auf hohe Temperatur bringen und braten, bis er schön knusprig ist. Sobald das Essen fertig gebraten ist, auf ein Papiertuch geben und das Fett beiseite stellen.
2. Alle Gewürze, das Hackfleisch und zwei Drittel des Specks in eine Schüssel geben und miteinander vermischen. Gründlich vermengen.
3. Etwa neun Patties formen.
4. Geben Sie nun etwa zwei Esslöffel des Speckfetts in die Pfanne zurück.
5. Wenn es heiß ist und brutzelt, die Patties hineingeben und etwa fünf Minuten weitergaren.

6. Nachdem die Patties aus der Pfanne genommen wurden, lassen Sie sie etwa fünf Minuten lang abkühlen.
7. Wenn Sie möchten, können Sie sie mit Käse, zusätzlichem Speck und Zwiebeln servieren. Jede Ihrer bevorzugten Garnierungen für Burger!
8. Viel Spaß!

Nährwertangaben (pro Portion):

- Kalorien: 430
- Fett: 35g
- Kohlenhydrate: 2g
- Eiweiß: 30g

57. Köstlicher Sonntagsbraten

Haben Sie Lust auf ein Mittagessen am Wochenende? Dann holen Sie einen Rinderrippenbraten heraus und lassen Sie ihn den ganzen Vormittag im Langsamkocher garen, der Ihr Haus mit einem wunderbaren Aroma erfüllt!

Portionsgröße:

- Dieses Rezept ist für 8 Portionen geeignet.

Zutaten:

- 5 g Knoblauchpulver
- 10 g Salz
- 5g Pfeffer
- 2 ¼ kg Rippenbraten vom Rind

Wegbeschreibung:

1. Nachdem Sie den Rippenbraten aus dem Kühlschrank genommen haben, sollten Sie ihm etwa eine Stunde Zeit geben, um Raumtemperatur zu erreichen.
2. Die Temperatur des Ofens auf 375°F einstellen.
3. Holen Sie Ihren Bratrost heraus (Sie können auch eine Auflaufform verwenden).
4. Verteilen Sie alle Gewürze auf dem Braten.
5. Den Braten in eine ofenfeste Form geben und eine Stunde lang backen.

6. Nach einer Stunde schalten Sie den Ofen aus, lassen aber die Tür geschlossen. Nach dem Ausschalten des Ofens lassen Sie den Braten noch drei Stunden im Ofen. Ihr Braten wird dadurch sehr zart.
7. Erwärmen Sie das Fleisch vor dem Servieren etwa 45 Minuten lang im Ofen.
8. Lassen Sie den Braten nach dem Herausnehmen aus dem Ofen etwa fünfzehn Minuten ruhen, bevor Sie ihn aufschneiden.
9. Genießen Sie es und servieren Sie es mit Ihrem Lieblingsgemüse!

Nährwertangaben (pro Portion):

- Kalorien: 680
- Fett: 45g
- Kohlenhydrate: 0,5g
- Eiweiß: 92g

58. Gebratenes Huhn mit Speck

In diesem schnellen Rührbraten schwimmen käsige Würstchen zwischen einem Haufen Gemüse in einer pikanten Soße aus Paprikaflocken und Butter. Perfekt, um es am Wochenende zuzubereiten und unter der Woche mit zur Arbeit zu nehmen!

Portionsgröße:

- Dieses Rezept ist für 3 Portionen geeignet.

Zutaten:

- 30 g Butter (gesalzen)
- 2,5 g Pfeffer
- 10 g Knoblauch (gehackt)
- 2,5 g rote Paprikaflocken
- 115 g Parmesankäse
- 750 g Röschen
- 115 g Tomatensauce
- ¾ kg Spinat
- 60 g Rotwein (Merlot eignet sich gut!)
- 2,5 g Salz
- 4 Hühnerwürstchen mit Cheddar und Speck

Wegbeschreibung:

1. Schneiden Sie die Wurst in die gewünschte Größe.
2. Sobald eine Pfanne auf hoher Stufe heiß ist, geben Sie Ihre Wurst hinein. Erhitzen Sie außerdem einen anderen Topf mit Wasser zum Kochen.
3. Geben Sie den Brokkoli in das kochende Wasser. Kochen, bis die gewünschte Konsistenz erreicht ist, etwa 5 Minuten.
4. Während die Würste kochen, immer wieder umrühren, bis sie eine gleichmäßige braune Farbe bekommen.
5. Nachdem Sie die Würste vorsichtig auf eine Seite der Pfanne gelegt haben, gießen Sie die Butter auf die andere Seite.
6. Den Knoblauch in die Butter geben und ein oder zwei Minuten kochen lassen.
7. Fügen Sie nun den Brokkoli hinzu und schwenken Sie alles zusammen in der Pfanne.
8. Die Tomatensauce und den Rotwein dazugeben. Zusätzlich die Paprikaflocken darüber streuen.
9. Alle Zutaten miteinander vermengen. Den Pfeffer, das Salz und den Spinat hinzufügen. Unter ständigem Rühren einkochen lassen.
10. Zehn Minuten köcheln lassen.
11. Sie sind jetzt bereit zum Genießen!

Nährwertangaben (pro Portion):

- Kalorien: 450
- Fett: 29g
- Kohlenhydrate: 8g
- Eiweiß: 36g

59. Gefüllte Paprikaschoten mit Rindfleisch

Die klassische gefüllte Paprika mit Rindfleisch und Speck! Die Zubereitung ist nicht schwierig und lässt sich hervorragend im Kühlschrank aufbewahren.

Portionsgröße:

- Dieses Rezept ist für 4 Portionen geeignet.

Zutaten:

- 5 g scharfe Sauce
- 15 g Knoblauch (gehackt)
- 5 g Flüssigrauch
- 45 ml Olivenöl
- 7,5 g Worcestershire-Sauce
- 15ml Sojasauce
- 10 g Oregano
- 2,5 g schwarzer Pfeffer
- 30 g Ketchup (zuckerfrei)
- 4 Paprikaschoten
- 680 g Rinderhackfleisch
- 4 Scheiben Speck (dick geschnitten)

Wegbeschreibung:

1. Nehmen Sie einen Ziploc-Beutel und geben Sie das Öl, die Gewürze und das Rindfleisch hinein. Nach dem Verschließen des Beutels den gesamten Inhalt gründlich vermischen.
2. Legen Sie diesen Beutel für mindestens drei Stunden in den Kühlschrank.
3. Bringen Sie einen Topf mit Salzwasser auf dem Herd zum Kochen und heizen Sie den Ofen auf 350°F vor.
4. Nach drei Minuten Blanchieren im kochenden Wasser die Paprikaschoten herausnehmen und schnell trocknen.
5. Schneiden Sie den Speck fein und braten Sie ihn kurz an, ohne ihn durchzubraten. Den Speck mit der Rindfleischmischung mischen.
6. Die Paprikaschoten mit der Mischung aus Fleisch und Speck füllen.
7. Die Paprikaschoten sollten 55 Minuten lang gebacken werden. Verwenden Sie ein Fleischthermometer, um zu prüfen, ob die Füllung durchgebraten ist und eine mittlere Fleischtemperatur aufweist.
8. Sobald der Käse blubbert, etwas mehr darüber streuen und überbacken.
9. Präsentieren und genießen!

Nährwertangaben (pro Portion):

- Kalorien: 590
- Fett: 42g

- Kohlenhydrate: 5g
- Eiweiß: 49g

60. Mit Cheddar drapierte Fleischbällchen

Was könnte Ihre klassischen Fleischbällchen noch besser machen? Mit einem Mantel aus Cheddar-Käse! Diese Fleischbällchen eignen sich hervorragend als Hauptgericht für Ihr Mittagessen oder als Vorspeise für eine Party.

Portionsgröße:

- Dieses Rezept ergibt 24 Portionen.

Zutaten:

- 5 g Kreuzkümmel
- 250 g Cheddar-Käse
- 250 g Tomatensauce
- 1/3 Schweineschwarten (zerkleinert)
- 2 große Eier
- 5 g Chilipulver
- 1 1/2 Chorizo-Würstchen
- 680 g Rinderhackfleisch
- Eine Prise Salz

Wegbeschreibung:

1. Den Ofen auf 350°F einstellen.
2. Fügen Sie die zerbröckelte Wurst der Hackfleischmischung hinzu. Es soll eine einigermaßen homogene Mischung entstehen.
3. Fügen Sie nun Eier, Käse, Gewürze und Schweineschwarten zu der Rindfleischmischung hinzu. Gründlich mischen.
4. Die Frikadellen sollten geformt und auf ein mit Folie ausgelegtes Backblech gelegt werden.
5. Backen, bis sie gut durch sind, etwa 35 Minuten.
6. Nach dem Servieren die Fleischbällchen mit der Tomatensoße beträufeln.
7. Viel Spaß!

Nährwertangaben (pro Portion):

- Kalorien: 113
- Fett: 8g
- Kohlenhydrate: 1g
- Eiweiß: 10g

61. Pfeffer-Jack-Fleischbällchen

Ein weiteres fantastisches Frikadellenrezept! Hier haben wir Pepper-Jack-Käse, italienische Wurst und Rindfleisch, um den Hunger in Schach zu halten.

Portionsgröße:

- Dieses Rezept ergibt 11 Portionen / Fleischbällchen.

Zutaten:

- 5 Scheiben Pepper-Jack-Käse
- 5 g Oregano
- 2 große Eier
- 83 g Schweineschwarten (zerkleinert)
- 250 g Alfredo-Sauce
- 5 g italienisches Gewürz
- 1 1/2 heiße italienische Würstchen.
- 680 g Rinderhackfleisch
- 5g Salz

Wegbeschreibung:

1. Den Ofen auf 350°F einstellen.
2. Mischen Sie das Rindfleisch mit der Wurst und zerkleinern Sie es.
3. Jetzt die Eier, die Schweineschwarten und die Gewürze zu der Rindfleischmischung geben. Gründlich mischen.
4. Aus etwa zwei Dritteln der für eine Frikadelle benötigten Menge einen Halbkreis formen.
5. Den Kreis mit dem Pepper-Jack-Käse belegen und mit dem restlichen Fleisch für die Frikadelle bedecken.

6. Die Fleischbällchen auf einem mit Folie ausgelegten Backblech 40 Minuten lang backen, bis sie durchgebraten sind.
7. Nach dem Servieren mit der Alfredo-Sauce beträufeln.
8. Viel Spaß!

Nährwertangaben (pro Portion):

- Kalorien: 290
- Fett: 20g
- Kohlenhydrate: 1,5g
- Eiweiß: 23g

62. Mit Käse gefüllte Hotdogs mit Speck

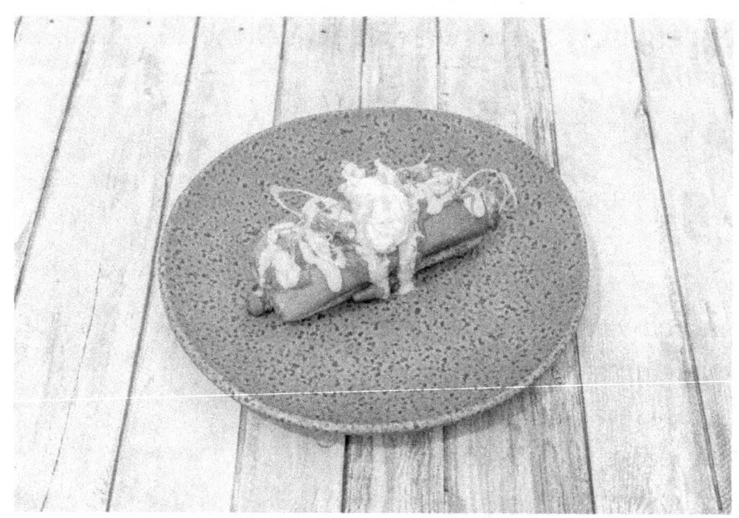

Verleihen Sie Ihren Hotdogs etwas Charakter, indem Sie sie mit Käse füllen! Oder noch besser, wickeln Sie sie in Speck ein!

Portionsgröße:

- Dieses Rezept reicht für 6 Portionen.

Zutaten:

- 12 Scheiben Speck
- 2,5 g Knoblauchpulver
- 2,5 g Zwiebelpulver

- 56 g Cheddar-Käse
- 6 Hotdogs
- Salz und Pfeffer nach Geschmack

Wegbeschreibung:

1. Den Ofen auf 400°F einstellen.
2. Jedes Hotdog der Länge nach halbieren, dann mit Käse belegen.
3. Jeder Hotdog ist mit zwei Stücken Speck umwickelt. Um den Speck an Ort und Stelle zu halten, Zahnstocher verwenden.
4. Nach dem Abschmecken 35 bis 40 Minuten backen.
5. Vergiss nicht, die Zahnstocher zu entfernen und viel Spaß!

Nährwertangaben (pro Portion):

- Kalorien: 382
- Fett: 35g
- Kohlenhydrate: 0,5g
- Eiweiß: 17g

63. Bok Choy Salat mit Tofu

Hier haben wir eine interessante Abwandlung des immer gleichen Mittagssalats. Verwenden Sie Bok Choy, ein dickes Blattgemüse, und kochen Sie Ihren eigenen Tofu. Der Tofu muss am Vorabend zubereitet werden, aber es ist ein ausgezeichnetes und sättigendes Mittagessen!

Portionsgröße:

- Dieses Rezept ist für 3 Portionen geeignet.

Zutaten:

Tofu:

- 15 g Wasser
- 15ml Sojasauce
- 10 g Knoblauch (gehackt)
- 15 g Rotweinessig

- 15 g Sesamöl
- 420 g fester Tofu
- 1/2 Zitrone (Saft)

Salat:

- 1 Stängel grüne Zwiebel
- 30ml Sojasauce
- 42ml Kokosnussöl
- 15 g Sambal olek
- 15 g Koriander (gehackt)
- 252 g Bok Choy
- 15 g Erdnussbutter
- 1/2 Limette (Saft)
- 7 Tropfen flüssiges Stevia

Wegbeschreibung:

1. Tofu sollte trocken gepresst werden. Das wird fast sechs Stunden dauern.
2. Gründlich umrühren, um alle Zutaten für die Tofu-Marinade zu vermengen.
3. Den Tofu in gleichmäßige Würfel schneiden und mit der Marinade in einen Plastikbeutel geben.
4. Lassen Sie den Tofu eine ganze Nacht marinieren.
5. Stellen Sie Ihren Ofen jetzt auf 350°F ein.
6. Legen Sie den Tofu zwischen zwei Stücke Pergamentpapier auf ein Backblech und backen Sie ihn für fünfunddreißig Minuten.
7. Alle Salatzutaten vermengen und backen (außer dem Chicorée). Die Frühlingszwiebeln und den Koriander unterrühren.
8. Nehmen Sie den Tofu aus dem Ofen und schneiden Sie den Bok Choy in die gewünschte Konsistenz.
9. Stellen Sie Ihren Salat zusammen und genießen Sie ihn!

Nährwertangaben (pro Portion):

- Kalorien: 440
- Fett: 36g
- Kohlenhydrate: 6g
- Eiweiß: 26g

Lassen Sie sich für Ihr Mittagessen auf ein Abenteuer ein und kochen Sie ein Nasi Lemak! Dieses Gericht besteht aus Reis und Hühnchen, das in Kokosmilch gekocht wird, und sorgt garantiert für einen Hauch von Mittagspause!

Portionsgröße:

- Dieses Rezept ist für 2 Portionen geeignet.

Zutaten:

Huhn:

- 1,5 g Kurkumapulver
- 1g Salz
- 2,5 g Limettensaft
- 2,5 g Currypulver
- 2,5 g Kokosnussöl
- 2 Hähnchenschenkel (ohne Knochen)
- Nasi Lemak:
- 1/2 kleine Schalotte
- 1,5 g Salz
- 3 Scheiben Ingwer
- 42 ml Kokosnussmilch
- 196 g gewürfelter Blumenkohl
- 4 Scheiben Salatgurke

Spiegelei:

- 1 großes Ei
- 7 g Butter (ungesalzen)

Wegbeschreibung:

1. Dem gewürfelten Blumenkohl das Wasser entziehen.
2. Currypulver, Kurkumapulver und Limettensaft miteinander verrühren. Die Hähnchenschenkel damit marinieren.

3. Das Hähnchen in einer Bratpfanne durchgaren.
4. Die Kokosmilch, die Schalotte und den Ingwer in einen erhitzten Kochtopf geben. Erhitzen, bis sie kocht.
5. Den Blumenkohlreis einrühren und aufkochen lassen.
6. Das Ei getrennt davon braten.
7. Servieren Sie die Eier und die Reismischung. Dazu zwei Gurkenscheiben reichen.
8. Alles ist bereit!

Nährwertangaben (pro Portion):

- Kalorien: 502
- Fett: 40g
- Kohlenhydrate; 7g
- Eiweiß: 29g

65. Nussiger Lachs

Dieser Lachs mit Walnusskruste ist mit Sicherheit ein Hit für das Abendessen. Köstlich gewürzt mit Senf und Dill und vollgepackt mit gesunden Fetten, damit Sie Ihre Diät einhalten können.

Portionsgröße:

- Dieses Rezept ist für 2 Portionen geeignet.

Zutaten:

- 1,5 g Dill
- 15 ml Olivenöl
- 15 g Dijon-Senf
- 2 Lachsfilets (je 3 oz.)
- 115 g Walnüsse
- 30 g Ahornsirup (zuckerfrei)
- Salz und Pfeffer nach Geschmack

Wegbeschreibung:

1. Den Ofen auf 350°F einstellen.

2. Die Walnüsse, den Senf und den Sirup in eine Küchenmaschine oder einen Mixer geben.
3. Pulsieren, bis eine Paste entsteht.
4. Die Hitze in einer Pfanne auf dem Herd auf hohe Stufe stellen. Wenn die Pfanne heiß ist, den Lachs mit der Hautseite nach unten hineinlegen.
5. Der Lachs sollte drei Minuten lang gebraten werden oder bis die Haut knusprig ist.
6. Geben Sie die Walnusspaste auf die nach oben zeigende Seite, während Sie die Hautseite weiter anbraten.
7. Nach dem Anbraten das Gericht in den Ofen geben und sieben oder acht Minuten backen.
8. Alles erledigt, viel Spaß!

Nährwertangaben (pro Portion):

- Kalorien: 375
- Fett: 44g
- Kohlenhydrate: 4g
- Eiweiß: 22g

66. Ochsenschwänze aus dem Kochtopf

Der Kochtopf ist Ihr bester Freund für ein Abendessen, wenn Sie viel zu tun haben. Einfach die Zutaten hineinwerfen, ein paar Stunden stehen lassen, und fertig ist ein wunderbares warmes Essen. Ein solches Rezept ist dieses Ochsenschwanzgericht aus dem Kochtopf.

Portionsgröße:

- Dieses Rezept ist für 3 Portionen geeignet.

Zutaten:

- 5 g Zwiebelpulver
- 45 g Tomatenmark
- 5 g Knoblauch (gehackt)
- 15 g Fischsauce
- 30 g Sojasauce

- 5 g Thymian (getrocknet)
- 2,5 g Ingwer (gemahlen)
- 83 g Butter
- 906g Ochsenschwänze
- ½ kg Rinderbrühe
- 2,5 g Guarkernmehl
- Salz und Pfeffer nach Geschmack

Wegbeschreibung:

1. Nach dem Erhitzen der Rinderbrühe auf dem Feuer die Butter, das Tomatenmark, die Fischsauce und die Sojasauce hinzufügen.
2. Wenn die Mischung gut gekocht und vermischt ist, geben Sie sie in einen langsamen Kocher und fügen Sie alle Gewürze hinzu.
3. Gründlich mischen, nachdem die Ochsenschwänze in den Kochtopf gegeben wurden.
4. Sieben Stunden lang auf niedriger Stufe im langsamen Kocher kochen.
5. Nur die Ochsenschwänze herausnehmen und im langsamen Kocher aufbewahren.
6. Fügen Sie nun das Guarkernmehl zum restlichen Inhalt des langsamen Kochers hinzu und pürieren Sie die Mischung mit einem Stabmixer.
7. Servieren Sie die Ochsenschwänze mit der Beilage Ihrer Wahl.
8. Viel Spaß!

Nährwertangaben (pro Portion):

- Kalorien; 430
- Fett: 30g
- Kohlenhydrate: 3,5g
- Eiweiß: 29g

67. Keto Asian Style Short Ribs

Geben Sie Ihren Standard-Rippchen eine köstliche Wendung, indem Sie sie mit asiatischen Gewürzen versehen! Die Kombination aus Ingwer, Sojasauce und rotem Pfeffer gibt diesem Rezept einen wunderbaren Kick.

Portionsgröße:

- Dieses Rezept ist für 4 Portionen geeignet.

Zutaten:

Rippchen und Marinade:

- 30 g Reisessig
- 60ml Sojasauce
- 30 g Fischsauce
- 6 große kurze Rippen, Flankenschnitt (etwa 1,5 Pfund)

Asiatisches Gewürz:

- 2,5 g rote Paprikaflocken
- 2,5 g Knoblauch (gehackt)
- 2,5 g Zwiebelpulver
- 5 g Ingwer (gemahlen)
- 2,5 g Sesamsamen
- 15 g Salz
- 1,5 g Kardamom

Wegbeschreibung:

1. Alle Zutaten für die Marinade der Rippchen miteinander vermischen. Die Rippchen mindestens eine Stunde marinieren lassen.
2. Alle Zutaten für die Gewürzmischung in einer Schüssel vermengen.
3. Nehmen Sie die Rippchen aus der Marinade und bestreichen Sie sie mit der Gewürzmischung aus dem vorherigen Schritt.
4. Den Grill vorheizen und auf jeder Seite etwa fünf Minuten grillen.
5. Guten Appetit!

Nährwertangaben (pro Portion):

- Kalorien: 415
- Fett: 32g
- Kohlenhydrate: 1g
- Eiweiß: 30g

Wenn Sie nach einem langen Tag nach Hause kommen, was gibt es Besseres als eine schnelle selbstgemachte Pizza? Mit einer Kruste, die hauptsächlich aus Ei und Käse besteht, ist diese Keto-Pizza köstlich und kann mit all deinen Lieblingsbelägen angepasst werden!

Portionsgröße:

- Dieses Rezept ergibt 1 Portion.

Zutaten:

Kruste:

- 2,5 g italienisches Gewürz
- 15 g Flohsamenschalenpulver
- 2 große Eier
- 10ml Frittieröl nach Wahl
- 30 g Parmesankäse
- Salz nach Geschmack

Toppings:

- 45 g Tomatensauce
- 15 g Basilikum (gehackt)
- 42 g Mozzarella-Käse

Wegbeschreibung:

1. Zum Mischen der Zutaten für die Pizzakruste können Sie einen Mixer, eine Küchenmaschine oder einen Stabmixer verwenden.
2. Nachdem Sie das Öl in einer Pfanne erhitzt haben, geben Sie die Krustenmischung hinein. Damit einen Kreis formen.
3. Wenn die Ränder der Kruste zu bräunen beginnen, drehen Sie sie um und backen sie weitere 60 Sekunden.
4. Die Tomatensauce und den Käse auf die Kruste geben und zwei Minuten grillen, bis der Käse anfängt zu blubbern.

5. Etwas Basilikum darüber geben, dann genießen!

Nährwertangaben (pro Portion):

- Kalorien: 460
- Fett: 36g
- Kohlenhydrate: 4g
- Eiweiß: 28g

69. Gebratenes Ribeye

Ribeye, schlicht und einfach. Folgen Sie einfach dem Rezept zum Anbraten und kombinieren Sie es mit Ihren fettigen Lieblingsbeilagen für ein perfektes ketogenes Abendessen!

Portionsgröße:

- Dieses Rezept ist für 3 Portionen geeignet.

Zutaten:

- 45 g Speckfett
- Salz und Pfeffer nach Geschmack
- 2 mittelgroße Ribeye-Steaks (ca. 1,25 lbs.)

Wegbeschreibung:

1. Den Backofen auf 250°F einstellen.
2. Die mit Salz und Pfeffer gewürzten Steaks auf Gitterrosten in den Ofen schieben.
3. Legen Sie ein Fleischthermometer in die Linie.
4. Eine Stunde lang backen oder bis das Thermometer 124°F anzeigt.
5. Geben Sie das Speckfett in eine gusseiserne Pfanne, die auf dem Herd erhitzt wurde. Die Steaks etwa 40 Sekunden auf jeder Seite anbraten, wenn sie sehr heiß sind.
6. Sie sind bereit zum Essen!

Nährwertangaben (pro Portion):

- Kalorien: 425

- Fett: 32g
- Kohlenhydrate: 0g
- Eiweiß: 31g

70. Keto-Lachs mit Dillsauce

Dill und Lachs ergeben ein köstliches Gericht mit dem intensiven Geschmack von Lachs und einem leicht würzigen Hauch von Dill oder scharfem Senf. Probieren Sie dieses Rezept für Lachs und Dillsauce aus und überzeugen Sie sich selbst!

Portionsgröße:

- Dieses Rezept ist für 2 Portionen geeignet.

Zutaten:

Lachs:

- 15 g Entenfett
- 5 g Estragon (getrocknet)
- 5 g Dillkraut (getrocknet)
- 680 g Lachsfilet
- Mit Salz und Pfeffer abschmecken.

Dill-Soße:

- 2,5 g Dillkraut (getrocknet)
- 60 g Schlagsahne
- 1/2 Estragon (getrocknet)
- 30 g Butter
- Salz und Pfeffer nach Geschmack

Wegbeschreibung:

1. Schneiden Sie Ihren Lachs in zwei Filets, indem Sie ihn in Scheiben schneiden.
2. Geben Sie alle Gewürze für den Lachs auf die Fleischseite und Salz und Pfeffer auf die Hautseite.
3. Das Entenfett in eine Pfanne geben und bei mittlerer Hitze erhitzen. Wenn es heiß ist, den Lachs mit der Haut nach unten hinzufügen.

4. Kochen, bis die Haut knusprig wird, etwa 5 Minuten. Den Lachs umdrehen und die Hitze reduzieren, wenn die Haut knusprig ist.
5. Zehn Minuten lang köcheln lassen oder bis der gewünschte Gargrad erreicht ist.
6. Nachdem Sie den Lachs aus der Pfanne genommen haben, fügen Sie alle Gewürze für die Dillsauce hinzu und rühren, bis sie anfangen, braun zu werden.
7. Die Sahne einrühren und durchwärmen.
8. Präsentieren Sie es!

Nährwertangaben (pro Portion):

- Kalorien: 465
- Fett: 42g
- Kohlenhydrate: 2g
- Eiweiß: 23g

71. Orangene Entenbrust

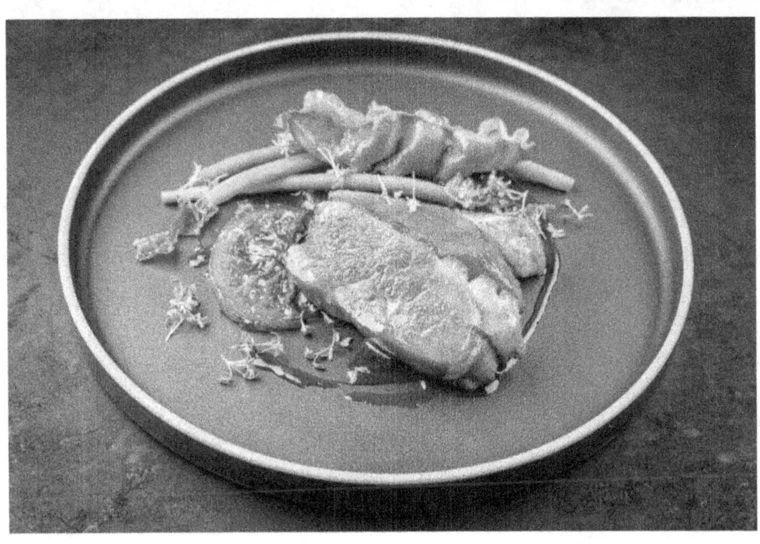

Verleihen Sie Ihrer Ente eine gewisse Würze, indem Sie etwas Orangenextrakt untermischen. Eine witzige Abwandlung des traditionellen Entenbratens, die mit Sicherheit ein ausgezeichnetes Abendessen ist!

Portionsgröße:

- Dieses Rezept ergibt 1 Portion.

Zutaten:

- 2,5 g Orangenextrakt
- 15 g Swerve-Süßstoff
- 1,5 g Salbei
- 15 g Schlagsahne
- 30ml Butter
- 250 g Bspinat
- 168g Entenbrust

Wegbeschreibung:

1. Die Entenbrust mit Salz und Pfeffer bestreuen und die Oberfläche einritzen.
2. Die Butter und das Puderzuckerpulver in einen Topf geben und bei mittlerer Hitze erhitzen. Köcheln lassen, bis die Butter anfängt, golden zu werden.
3. Den Salbei und den Orangenextrakt einrühren. Die Butter kochen, bis sie eine kräftige Karamellfarbe annimmt.
4. Eine weitere Pfanne auf den Herd stellen und die Hitze auf mittlere bis hohe Stufe stellen, während diese kocht. In diese Pfanne die Entenbrust geben.
5. Kochen, bis die Haut knusprig wird, einige Minuten. Dann umdrehen.
6. Nun die schwere Sahne gründlich mit der Buttermischung verrühren.
7. Nach dem Erhitzen die Entenbrust mit der Sauce bedecken und noch einige Minuten weitergaren.
8. Den Spinat in der Pfanne durch Schwenken garen, bis er welk wird.
9. Viel Spaß!

Nährwertangaben (pro Portion)

- Kalorien: 795
- Fett: 72g
- Kohlenhydrate: 0g
- Eiweiß: 38g

Steak, Butter und Entenfett. Das ist alles, was Sie für dieses köstliche Ribeye-Steak brauchen, zusammen mit etwas Thymian zum Garnieren. Probieren Sie es mit Ihren Lieblingsbeilagen und lassen Sie es sich schmecken!

Portionsgröße:

- Dieses Rezept ist für 2 Portionen geeignet.

Zutaten:

- 1 Ribeye-Steak (~16 oz.)
- 15 g Butter
- 15 g Entenfett
- 2,5 g Thymian
- Salz und Pfeffer nach Geschmack

Wegbeschreibung:

1. Den Ofen auf 400°F einstellen.
2. Die gusseiserne Pfanne sollte zum Aufwärmen in den Ofen gestellt werden.
3. Nehmen Sie die Pfanne heraus und stellen Sie sie bei mittlerer Hitze auf den Herd, nachdem der Ofen die Temperatur erreicht hat.
4. Das Steak in die Pfanne mit dem Öl geben. Lassen Sie das Fleisch etwa zwei Minuten anbraten.
5. Nachdem Sie das Steak gewendet haben, backen Sie es für etwa fünf Minuten.
6. Nehmen Sie die Pfanne wieder heraus und stellen Sie sie bei niedriger Hitze auf den Herd.
7. Das Öl in der Pfanne mit der Butter und dem Thymian vermischen.
8. Das Fleisch vier Minuten lang anbraten.
9. Das Steak fünf Minuten ruhen lassen.
10. Ins Gesicht damit!

Nährwertangaben (pro Portion):

- Kalorien: 748
- Fett: 65g

- Kohlenhydrate: 0g
- Eiweiß: 39g

73. Chili-Putenbeine

Geben Sie den Putenkeulen mit Chilipulver und Cayennepfeffer etwas Würze! Dieses Rezept ist einfach zu befolgen und sorgt für einen leckeren und spritzigen Abschluss des Tages.

Portionsgröße:

- Dieses Rezept ist für 4 Portionen geeignet.

Zutaten:

- 2,5 g Zwiebelpulver
- 5 g Flüssigrauch
- 2,5 g Thymian (getrocknet)
- 2,5 g Pfeffer
- 10 g Salz
- 1,5 g Cayennepfeffer
- 2,5 g Knoblauchpulver
- 5 g Worcestershire-Sauce
- 2,5 g Ancho-Chili-Pulver
- 2 Putenkeulen (ca. 453 g pro Stück ohne Knochen)
- 30 g Entenfett

Wegbeschreibung:

1. Alle trockenen Gewürze in einer Schüssel vermengen; die feuchten Zutaten hinzufügen und gut verrühren.
2. Die Putenkeulen mit Papierhandtüchern trocken tupfen und würzen.
3. Den Backofen auf 350°F einschalten.
4. Das Entenfett in eine Pfanne geben und bei mittlerer Hitze erhitzen.
5. Die Putenkeulen hinzufügen und ein bis zwei Minuten auf jeder Seite anbraten, oder bis das Öl zu rauchen beginnt.
6. Fünfzig bis sechzig Minuten backen, oder bis sie durchgebraten sind.
7. Das war's, Leute!

Nährwertangaben (pro Portion):

- Kalorien: 380
- Fett: 21g
- Kohlenhydrate: 0,5g
- Eiweiß: 44g

74. Langsam gebratene Schweineschulter

Eine herzhaft gebratene Schweineschulter zum Ausklang des Tages. Einfach zuzubereiten, ketofreundlich und hervorragend für Gäste geeignet!

Portionsgröße:

- Dieses Rezept ist für 20 Portionen geeignet.

Zutaten:

- 5 g schwarzer Pfeffer
- 10 g Oregano
- 5 g Zwiebelpulver
- 5 g Knoblauchpulver
- 17g Salz
- 3 ½ kg Schweineschulter

Wegbeschreibung:

1. Den Backofen auf 250°F einschalten.
2. Nachdem das Schweinefleisch getrocknet ist, massieren Sie es mit den Gewürzen und dem Salz.
3. Die Schulter sollte acht bis zehn Stunden auf einem Drahtgestell (ein mit Folie ausgelegtes Backblech eignet sich auch gut) oder bis 190°F auf dem Fleischthermometer angezeigt werden, gebacken werden.
4. Aus dem Ofen nehmen und den Ofen auf 500°F hochdrehen.
5. Nachdem Sie die Schulter in Folie eingewickelt haben, lassen Sie sie eine gute Viertelstunde ruhen.
6. Nachdem Sie die Folie von der Schulter entfernt haben, braten Sie sie weitere 20 Minuten, wobei Sie sie alle fünf Minuten wenden.

7. Aus dem Ofen nehmen und 20 Minuten lang ruhen lassen.
8. Dreht den Bösewicht um!

Nährwertangaben (pro Portion):

- Kalorien: 460
- Fett: 35g
- Kohlenhydrate: 0,5g
- Eiweiß: 32g

75. Asiatisch gewürzte Hähnchenschenkel

Beleben Sie Ihre Hähnchenschenkel mit etwas Sriracha und rotem Pfeffer! Diese spritzigen kleinen Teufelchen sind ein hervorragendes, entspanntes Abendessen oder ein schneller Snack für den Tag!

Portionsgröße:

- Dieses Rezept ist für 4 Portionen geeignet.

Zutaten:

- 5 g Ingwer (gehackt)
- 5 g Knoblauch (gehackt)
- 1,5 g Xanthangummi
- 5 g rote Paprikaflocken
- 5 g Ketchup (zuckerfrei)
- 15 ml Olivenöl
- 15 g Reisweinessig
- 10 g Sriracha
- 1 kg Spinat
- 6 Hähnchenschenkel (mit Knochen und Haut)
- Salz und Pfeffer nach Geschmack

Wegbeschreibung:

1. Den Ofen auf 425°F einstellen.
2. Nach dem Trocknen des Hähnchens die Haut mit Salz und Pfeffer bestreuen.

3. Alle Zutaten für die Sauce einrühren, bis eine Paste entsteht.
4. Das Hähnchen mit dieser Sauce bestreichen.
5. Das Hähnchen auf einem Gitterrost anrichten.
6. 45 bis 50 Minuten backen, bis die Haut leicht anbrennt und knusprig wird.
7. Servieren Sie den Spinat mit dem gebratenen Hähnchen, nachdem Sie ihn mit etwas Salz, Pfeffer, roten Paprikaflocken und dem reservierten Hähnchenfett vermischt haben.
8. Viel Spaß!

Nährwertangaben (pro Portion):

- Kalorien: 600
- Fett: 52g
- Kohlenhydrate: 2g
- Eiweiß: 30g

76. Gebackene Poblano-Paprika

Ähnlich wie gebackene gefüllte Champignons sind diese Paprikaschoten eine Kombination aus Schweinefleisch, Champignons, Kreuzkümmel und Chilipulver - ein köstliches Abendessen!

Portionsgröße:

- Dieses Rezept ist für 4 Portionen geeignet.

Zutaten:

- 7 Baby-Bella-Pilze
- 1/2 Zwiebel
- 57 g Koriander
- 4 Poblano-Paprikaschoten
- 5 g Chilipulver
- 5 g Kreuzkümmel
- 1 Tomate
- 15 g Speckfett
- 453 g gemahlenes Schweinefleisch
- Salz und Pfeffer nach Geschmack

Wegbeschreibung:

1. Braten Sie die Poblano-Paprika etwa zehn Minuten lang im Ofen. Alle paar Minuten wenden oder umstellen, um eine konstante Brattemperatur zu erhalten.
2. Das Speckfett in einer heißen Pfanne über dem Feuer auslassen. Chili, Kreuzkümmel, Salz und Pfeffer hinzugeben, sobald es gebräunt ist.
3. Schneiden Sie die Zwiebel in Stücke und geben Sie sie zusammen mit dem Knoblauch zu der Mischung. Gründlich mischen, bevor die Pilze hinzugefügt werden.
4. Wenn die Pilze gar sind, die gehackte Tomate und den Koriander hinzufügen.
5. Weitere 3 Minuten Kochzeit hinzufügen.
6. Nach dem Füllen der Poblanos 9 bis 10 Minuten bei 350°F backen.
7. Sie sind fertig!

Nährwertangaben (pro Portion):

- Kalorien: 365
- Fett: 28g
- Kohlenhydrate: 6g
- Eiweiß: 22g

77. Kokosnuss-Garnelen

Shrimps mit tropischem Flair! Dieses Keto-Rezept mit Kokosnusskruste und fruchtiger Aprikosensoße macht zum Abendessen satt und zügelt gleichzeitig den Heißhunger auf Süßes.

Portionsgröße:

- Dieses Rezept ist für 3 Portionen geeignet.

Zutaten:

Krabben:

- 250 g Kokosnussflocken (ungesüßt)
- 2 große Eiweiß
- 1 Pfund Garnelen (geschält und entdarmt)

- 30 g Kokosnussmehl

Soße:

- 15 g Limettensaft
- 21 g Rebenweinessig
- 1 mittelgroße rote Chilischote (gewürfelt)
- 1/2 Aprikosenkonfitüre (zuckerfrei)
- 1,5 g rote Paprikaflocken

Wegbeschreibung:

1. Stellen Sie die Temperatur Ihres Ofens zunächst auf 400 Grad Fahrenheit ein.
2. Das Eiweiß sollte beim Schlagen zarte Spitzen bilden.
3. Für die Zubereitung werden die Garnelen zunächst in Kokosmehl gewälzt, dann in Eiweiß getaucht und anschließend mit Kokosflocken bedeckt.
4. Ein Backblech mit Butter bestreichen und die Krabben darauf anrichten.
5. Die Garnelen eine Viertelstunde im Ofen braten.
6. Um sie ein wenig zu bräunen, können Sie sie drei bis fünf Minuten grillen.
7. Für die Sauce alle Zutaten gut miteinander vermischen.
8. Essen Sie eines davon, und genießen Sie es!

Nährwertangaben (pro Portion):

- Kalorien: 395
- Fett: 22g
- Kohlenhydrate: 7g
- Eiweiß: 37g

78. Langsam gekochtes Lamm

Holen Sie den Slow Cooker für diese fantastische Lammkeule, gefüllt mit pikanten Kräutern. Bereiten Sie sie in wenigen Minuten zu und lassen Sie den Herd den Rest erledigen!

Portionsgröße:

- Dieses Rezept ergibt 6 Portionen

Zutaten:

- 4 g Rosmarin (getrocknet)
- 6 Blätter Minze
- 15 g Ahornsirup
- 30 g Vollkornsenf
- 4 g Knoblauch
- 60 ml Olivenöl
- 2 lbs. Lammkeule
- Salz und Pfeffer nach Geschmack
- 4 Zweige Thymian

Wegbeschreibung:

1. Das Lamm auf der Oberseite an drei verschiedenen Stellen einritzen.
2. Würzen Sie das Lammfleisch mit Salz, Pfeffer, Senf, Sirup und Olivenöl, bevor Sie es in einen langsamen Kocher mit niedriger Hitze geben.
3. Die Knoblauch-Rosmarin-Mischung in jeden Lammschlitz füllen.
4. Nachdem Sie es in den langsamen Kocher gegeben haben, kochen Sie es sieben Stunden lang.
5. Minze und Thymian hinzugeben und eine weitere Stunde im langsamen Kocher köcheln lassen.
6. Viel Spaß!

Nährwertangaben (pro Portion):

- Kalorien: 415
- Fett: 35g
- Kohlenhydrate: 0,5g
- Eiweiß: 27g

Dieses Keto-Hühnchen-Rezept kombiniert Süßes und Würziges in Form von Ahornsirup und Paprika. Kochen Sie das pikante Hähnchen in der Soße und beträufeln Sie es kurz vor dem Servieren.

Portionsgröße:

- Dieses Rezept ist für 4 Portionen geeignet.

Zutaten:

- 30 g spanischer geräucherter Paprika
- 45 ml Olivenöl
- 15 g Ahornsirup
- 30 ml Zitronensaft
- 10 g Knoblauch (gehackt)
- 4 Hühnerbrüste (ohne Knochen und ohne Haut)
- Salz und Pfeffer nach Geschmack

Wegbeschreibung:

1. Stellen Sie die Temperatur Ihres Ofens auf 350 Grad Fahrenheit ein.
2. Das Hähnchen in kleine Stücke schneiden, während es mit Salz und Pfeffer gewürzt wird.
3. In einer separaten Schüssel alle weiteren Zutaten für die Sauce vermengen.
4. Etwa ein Drittel der Soße in die Pfanne oder den Auflauf geben. Das Hähnchen in einer Reihe über die Sauce legen.
5. Das Hähnchen mit etwas von der übrig gebliebenen Sauce bestreichen.
6. Dreißig bis fünfunddreißig Minuten backen und dann noch fünf Minuten grillen.
7. Aufschlagen!

Nährwertangaben (pro Portion):

- Kalorien: 275
- Fett: 13,5g
- Kohlenhydrate: 2,5g
- Eiweiß: 36,5 g

Eine unkomplizierte, ketofreundliche Methode, um ein Curryhuhn zuzubereiten. Einfach zu kochen und hervorragend für müde Abende unter der Woche!

Portionsgröße:

- Dieses Rezept ist für 8 Portionen geeignet.

Zutaten:

- 2,5 g Chilipulver
- 2,5 g Koriander (gemahlen)
- 2,5 g Zimt (gemahlen)
- 2,5 g Cayennepfeffer
- 2,5 g Piment
- 2,5 g Kardamom (gemahlen)
- 1g Ingwer
- 5 g Kreuzkümmel (gemahlen)
- 5 g Paprika
- 5 g Knoblauchpulver
- 10 g gelber Curry
- 8 Hähnchenschenkel (mit Knochen und Haut)
- 60 ml Olivenöl
- 7,5 g Salz

Wegbeschreibung:

1. Den Ofen auf 425 Grad vorheizen.
2. Geben Sie alle Gewürze in eine Schüssel und mischen Sie sie.
3. Alle Hähnchenteile auf ein mit Alufolie ausgelegtes Backblech legen.
4. Das Hähnchen mit den Gewürzen und dem Olivenöl einreiben, sodass es gut bedeckt ist.
5. Backen Sie das Essen fünfzig Minuten lang, oder bis es durchgebraten ist.
6. Es dauert fünf bis acht Minuten, um aufzutauen.
7. Genießen Sie den Rest des Abends!

Nährwertangaben (pro Portion):

- Kalorien: 278
- Fett: 20g
- Kohlenhydrate: 0,5g
- Eiweiß: 22g

81. Apfelholz-Schweinekoteletts

Geben Sie Ihren Schweinekoteletts einen dezenten Hauch von Applewood und schon haben Sie ein köstliches Abendessen! Kombinieren Sie es mit Ihrer fettigen Lieblingsbeilage, und schon haben Sie eine ausgezeichnete Keto-Mahlzeit vor sich.

Portionsgröße:

- Dieses Rezept ist für 4 Portionen geeignet.

Zutaten:

- 2,5 g Knoblauchpulver
- 5g Grillkameraden Applewood Rub
- 2,5 g schwarzer Pfeffer
- 2,5 g Mrs. Dash (Tafelmischung)
- 5g Salz
- 30 ml Olivenöl
- 10 g Hidden Valley Ranch-Pulver
- 4 Schweinekoteletts (mit Knochen)

Wegbeschreibung:

1. Nachdem alle Gewürze vermischt wurden, die Schweinekoteletts damit bestreichen.
2. Eine Pfanne auf mittlere Temperatur vorheizen und das Olivenöl hineingeben.
3. Die Schweinekoteletts hinzufügen und zudecken, sobald sie durchgebraten sind.
4. Nach einer Garzeit von etwa 10 Minuten die Koteletts wenden.
5. Weitere drei Minuten köcheln lassen (zugedeckt).
6. Wenn Sie die Hitze auf die höchste Stufe erhöht haben, wenden Sie die Koteletts noch einmal. Die Pfanne sollte nun nicht mehr abgedeckt sein.

7. Lassen Sie das Gericht vier Minuten ruhen, nachdem Sie es zwei Minuten lang gekocht haben.
8. Servieren und genießen Sie es!

Nährwertangaben (pro Portion):

- Kalorien: 260
- Fett: 13g
- Kohlenhydrate: 1,5g
- Eiweiß: 35g

Schlussfolgerung

Während der Kochreise auf diesen Seiten des Low Carb Kochbuchs haben wir einen schmackhaften Blick auf eine Lebensweise geworfen, die über den Akt des Essens hinausgeht. In den Rezepten und Diskussionen wird nachdrücklich empfohlen, eine kohlenhydratarme Ernährung anzunehmen. Es handelt sich um eine nützliche und dauerhafte Lebensweise, nicht nur um eine Modeerscheinung. Da wir dabei sind, dieses letzte Kapitel zu schließen, sollten wir innehalten, um über die Höhepunkte nachzudenken, die dazu beigetragen haben, diese kulinarische Symphonie zu schaffen, und um das Versprechen eines erfüllten und ausgewogenen Lebens zu bedenken, das dieses Buch bieten will.

Ein grundlegender Gedanke, der im Mittelpunkt dieser kulinarischen Reise steht, ist die Fähigkeit, sich selbst zu erhalten und gleichzeitig die Abhängigkeit von Kohlenhydraten zu verringern. Wir haben die wissenschaftlichen Grundlagen für einen kohlenhydratarmen Lebensstil gründlich untersucht und herausgefunden, wie dieser als Auslöser für eine verbesserte Stoffwechselgesundheit und eine bessere Gewichtskontrolle fungieren kann. Unsere Forschung hat den oft fehlinterpretierten Begriff "Diätkost" neu definiert, indem sie die üblichen Grenzen einer Diät sprengt und zu einer Feier einer breiten Palette von nährstoff- und geschmacksreichen Mahlzeiten wird.

Diese Auswahl an Gerichten zeigt die geschmackliche Tiefe, die ein kohlenhydratarmer Lebensstil bieten kann. All diese Rezepte zeugen von der Fülle, die sich daraus ergeben kann, von farbenfrohen Salaten, die vor Nährstoffen strotzen, bis hin zu brutzelnden Pfannengerichten, die gewöhnliches Gemüse in ein kulinarisches Meisterwerk verwandeln. Bewaffnet mit einem Arsenal an frischem Obst, magerem Fleisch und gesunden Fetten haben wir uns auf den Weg durch die Küchenflure gemacht, um Rezepte zu kreieren, die nicht nur den Nährstoffbedarf des Körpers erfüllen, sondern auch den Gaumen erfreuen.

Durch unsere Untersuchung konnten wir die Mythen rund um die kohlenhydratarme Lebensweise entlarven, indem wir die Bedenken und falschen Vorstellungen ansprachen, die jemanden davon abhalten könnten, diesen drastisch anderen Lebensweg einzuschlagen. Wir haben betont, wie wichtig es ist, ein gesundes Gleichgewicht zu halten, und die Leser aufgefordert, Kohlenhydrate nicht länger als Feind zu betrachten, sondern als ein Lebensmittel, das mit Bedacht und sparsam verzehrt werden sollte. Die

Kapitel waren wie ein Menü aufgebaut, wobei jeder Abschnitt einen verlockenden Vorgeschmack auf Wissen und Verständnis bot. Dies unterstützte die Idee, dass ein gesunder Lebensstil nicht bedeuten muss, auf Genuss zu verzichten.

Wie versprochen, hat dieses Kochbuch sein Versprechen gehalten, eine kohlenhydratarme Ernährung anzubieten, die sowohl genussvoll als auch nachhaltig ist. Es hat sich als kulinarischer Kompass erwiesen. Neben einer Fülle von Rezepten wurden die Leserinnen und Leser auch in die Lage versetzt, ihre eigenen kulinarischen Erzählungen zu verfassen. Die Küche, die einst als gefährliches Schlachtfeld galt, hat sich in einen sicheren Hafen verwandelt, in dem Wohlbefinden und Kreativität koexistieren.

Der Gedanke, dass ein gesunder Lebensstil ein Teppich ist, der aus Entscheidungen gewoben wird, ist ein immer wiederkehrendes Thema, wenn wir uns dem Ende dieses gastronomischen Ausflugs nähern. Unser körperliches, geistiges und emotionales Wohlbefinden wird durch die Entscheidungen, die wir in der Küche treffen, beeinflusst, was sich auf unseren gesamten Körper auswirkt. Dieses Kochbuch dient als Leitfaden für informierte und achtsame Entscheidungen, die unser Leben nachhaltig beeinflussen können, und nicht nur als eine Liste von Rezepten.

Ein kohlenhydratarmer Lebensstil ist eher ein Fest des Überflusses als eine starre Diät. Reichtum im Geschmack, in der Ernährung und in den zahllosen Möglichkeiten, die sich bieten, wenn wir uns von den Einschränkungen traditioneller Essgewohnheiten befreien. Wenn es eine Sache gibt, an die ich die Menschen erinnern möchte, eine Perle der Weisheit, die absolut klar ist, dann ist es, dass ein kohlenhydratarmer Lebensstil kein starres Regime sein muss. Diejenigen, die sich für diesen Aufruf interessieren, sind eingeladen, den Weg der Selbstversorgung zu erkunden und die Vielfalt der köstlichen Möglichkeiten zu genießen, die die Welt des kohlenhydratarmen Lebens bietet.

Abschließend möchte ich jedem einzelnen Leser, der mich auf diesem kulinarischen Abenteuer begleitet hat, herzlich danken. Ich hoffe, dass die Rezepte auf diesen Seiten zu Ihrem zuverlässigen Kochpartner, vertrauenswürdigen Berater und Ideengeber für viele Mahlzeiten werden, die Genuss und Gesundheit nahtlos miteinander verbinden. Ich hoffe, es ist ein viel genutzter Ratgeber. Es ist wichtig, dass Sie die Eindrücke und Aromen auf Ihrem Gaumen spüren, wenn wir uns vom Low Carb Kochbuch verabschieden. Dies ist der Beginn eines köstlichen und erfüllenden Kapitels auf Ihrer kulinarischen Reise, nicht nur der Abschluss eines Buches.

www.ingramcontent.com/pod-product-compliance
Lightning Source LLC
Chambersburg PA
CBHW080932260726
48661CB00010B/3896